Kohlhammer

Die Reihenherausgeber

Univ.-Prof. Dr. med. Johannes Pantel ist Leiter des Arbeitsbereichs Altersmedizin mit Schwerpunkt Psychogeriatrie und klinischer Gerontologie am Institut für Allgemeinmedizin der Goethe-Universität Frankfurt. Zuvor war er viele Jahre in leitenden klinischen Funktionen an den Universitätskliniken Heidelberg und Frankfurt am Main tätig. Er ist Mitbegründer und stellvertretender Vorstandssprecher des Frankfurter Forums für Interdisziplinäre Alternsforschung (FFIA). Als Autor und Herausgeber publizierte er über 20 einschlägige Sach- und Fachbücher und ist Co-Chief-Editor der Zeitschrift »GeroPsych – The Journal of Gerontopsychology and Geriatric Psychiatry«.

Univ.-Prof. Dr. med. Johannes Pantel

Leiter Arbeitsbereich Altersmedizin
Institut für Allgemeinmedizin
Johann Wolfgang Goethe-Universität
Theodor-Stern-Kai 7
60590 Frankfurt

PD Dr. med. Rupert Püllen ist Chefarzt der Medizinisch-Geriatrischen Klinik am AGAPLESION MARKUS KRANKENHAUS in Frankfurt am Main. Er ist an der Goethe-Universität Frankfurt zuständig für den Querschnittsbereich Medizin des Alterns und des alten Menschen und darüber hinaus Honorarprofessor an der Universität Pecs. Als ehemaliger Präsident der Deutschen Gesellschaft für Geriatrie ist er jetzt Vertreter im Fullboard der European Geriatric Medicine Society (EuGMS) sowie Mitherausgeber der »Zeitschrift für Gerontologie und Geriatrie«.

PD Dr. med. Rupert Püllen

Chefarzt Medizinisch-Geriatrische Klinik
Präsident der Deutschen Gesellschaft für Geriatrie 2014–2016
AGAPLESION MARKUS KRANKENHAUS
Wilhelm-Epstein-Straße 4
60431 Frankfurt am Main

Helmut Frohnhofen
Nikolaus Netzer

Schlaf und Schlafstörungen im höheren Lebensalter

Grundlagen und Therapiemöglichkeiten

Verlag W. Kohlhammer

Dieses Werk einschließlich aller seiner Teile ist urheberrechtlich geschützt. Jede Verwendung außerhalb der engen Grenzen des Urheberrechts ist ohne Zustimmung des Verlags unzulässig und strafbar. Das gilt insbesondere für Vervielfältigungen, Übersetzungen und für die Einspeicherung und Verarbeitung in elektronischen Systemen.

Pharmakologische Daten verändern sich ständig. Verlag und Autoren tragen dafür Sorge, dass alle gemachten Angaben dem derzeitigen Wissensstand entsprechen. Eine Haftung hierfür kann jedoch nicht übernommen werden. Es empfiehlt sich, die Angaben anhand des Beipackzettels und der entsprechenden Fachinformationen zu überprüfen. Aufgrund der Auswahl häufig angewendeter Arzneimittel besteht kein Anspruch auf Vollständigkeit.

Die Wiedergabe von Warenbezeichnungen, Handelsnamen und sonstigen Kennzeichen berechtigt nicht zu der Annahme, dass diese frei benutzt werden dürfen. Vielmehr kann es sich auch dann um eingetragene Warenzeichen oder sonstige geschützte Kennzeichen handeln, wenn sie nicht eigens als solche gekennzeichnet sind.

Es konnten nicht alle Rechtsinhaber von Abbildungen ermittelt werden. Sollte dem Verlag gegenüber der Nachweis der Rechtsinhaberschaft geführt werden, wird das branchenübliche Honorar nachträglich gezahlt.

Dieses Werk enthält Hinweise/Links zu externen Websites Dritter, auf deren Inhalt der Verlag keinen Einfluss hat und die der Haftung der jeweiligen Seitenanbieter oder -betreiber unterliegen. Zum Zeitpunkt der Verlinkung wurden die externen Websites auf mögliche Rechtsverstöße überprüft und dabei keine Rechtsverletzung festgestellt. Ohne konkrete Hinweise auf eine solche Rechtsverletzung ist eine permanente inhaltliche Kontrolle der verlinkten Seiten nicht zumutbar. Sollten jedoch Rechtsverletzungen bekannt werden, werden die betroffenen externen Links soweit möglich unverzüglich entfernt.

1. Auflage 2019

Alle Rechte vorbehalten
© W. Kohlhammer GmbH, Stuttgart
Gesamtherstellung: W. Kohlhammer GmbH, Heßbrühlstr. 69, 70565 Stuttgart
produktsicherheit@kohlhammer.de

Print:
ISBN 978-3-17-034186-9

E-Book-Formate:
pdf: ISBN 978-3-17-034187-6
epub: ISBN 978-3-17-034188-3
mobi: ISBN 978-3-17-034189-0

Die Autoren

Priv.-Doz. Dr. med. Helmut Frohnhofen ist Arzt für Innere Medizin, Geriatrie, Palliativmedizin und Schlafmedizin. Er ist zudem Somnologe (DGSM) und Mitglied der Fakultät für Gesundheit der Universität Witten-Herdecke. Am Alfried Krupp Krankenhaus in Essen leitet er den Bereich Altersmedizin.

Priv.-Doz. Dr. med. Helmut Frohnhofen
Universität Witten/Herdecke, Fakultät für Gesundheit
Department für Humanmedizin, Lehrstuhl für Geriatrie
Alfred-Herrhausen-Str. 50
58448 Witten
E Mail: helmut.frohnhofen@uni-wh.de

Univ.-Prof. Dr. med. Nikolaus Netzer ist Arzt für Innere Medizin, Pneumologe, Geriater, Sport- und Schlafmediziner (ESRS-zertifizierter Somnologe). Er leitet die Geriatrische Klinik Ghersburg in Bad Aibling sowie das Hermann Buhl Institut für Hypoxie- und Schlafmedizinforschung. Zudem ist er am Institut für Sportwissenschaften der Universität Innsbruck sowie am Institut für Alpine Notfallmedizin der Eurac Research in Bozen tätig.

Prof. Dr. med. Nikolaus Netzer
Hermann Buhl Institut für Hypoxie- und Schlafmedizinforschung
der Universität Innsbruck
Ghersburgstr. 9
83043 Bad Aibling
E-Mail: nikolaus.netzer@eurac.edu

Inhaltsverzeichnis

Vorwort zur Reihe 11

Vorwort 13

1 Einleitung 15

2 Wichtige Begriffe aus der Schlafmedizin
 (Terminologie) 18
2.1 Müdigkeit 18
2.2 Schläfrigkeit 19
2.3 Fatigue 19
2.4 Arousal 20
2.5 Einschlaflatenz 20
2.6 Schlafperiode (Sleep Period Time, SPT) 21
2.7 Gesamtschlafzeit (Total Sleep Time, TST) 21
2.8 Wachliegezeit (Wake After Sleep Onset, WASO) 21
2.9 Schlafeffizienz 22
2.10 Elektrookulogramm (EOG) 22
2.11 Elektromyogramm (EMG) 22
2.12 Elektroenzephalogramm (EEG) 23
2.13 Schlafstadium 23
2.14 Hypnogramm 23
2.15 Pulsoximetrie 24
2.16 Aktometrie 25
2.17 Polygraphie 27
2.18 Polysomnographie 27

2.19	Periodische Bewegungen der Extremitäten (Periodic Limb Movements in Sleep, PLMS)	28
2.20	Apnoe, Hypopnoe, Apnoe-Hypopnoe-Index	28

3 Die Regulation von Wachheit und Schlaf **29**
- 3.1 Die Schlafstadien und deren Abfolge 29
- 3.2 Mechanismen der Regulation von Schlaf und Wachheit 30
- 3.3 Das Arousalsystem 35

4 Der Schlaf im höheren Lebensalter **36**
- 4.1 Der normale Schlaf im höheren Lebensalter 36
- 4.2 Klinische Folgen des veränderten Schlafs im höheren Lebensalter 39

5 Schlafmedizinische Diagnostik im höheren Lebensalter **40**
- 5.1 Allgemeine Schlafanamnese 40
- 5.2 Strukturierte Anamnese und Fragebögen 43
- 5.3 Schlaftagebuch 45
  - 5.3.1 Abend- und Morgenprotokoll (Kurzversion) 47
  - 5.3.2 Abend- und Morgenprotokoll (Standardversion) 48
- 5.4 Spezifische Schlaffragebögen 48
  - 5.4.1 Pittsburgh Sleep Quality Index (PSQI) 48
  - 5.4.2 Berlin-Fragebogen 49
  - 5.4.3 Epworth Sleepiness Scale (ESS) 50
  - 5.4.4 Die Stanford Sleepiness Scale (SSS) 51
  - 5.4.5 Die Karolinska Sleepiness Scale (KSS) 51
  - 5.4.6 Das Sleep Wake Activity Inventory 51
  - 5.4.7 Essener Fragebogen Alter und Schläfrigkeit (EFAS) 52

6 Klassifikation von Schlafstörungen **53**
- 6.1 Insomnie 54
- 6.2 Schlafbezogene Atmungsstörungen 56
  - 6.2.1 Obstruktive Schlafapnoe 56

	6.2.2	Zentrale Schlafapnoe	59
6.3		Zentrale Hypersomnie-Syndrome	60
6.4		Störungen des zirkadianen Rhythmus	62
6.5		Parasomnie	64
6.6		Bewegungsstörungen im Schlaf	67

7 Management häufiger Schlafstörungen beim alten Menschen ... 69

7.1		Schlaflosigkeit (Insomnie) beim alten Menschen ...	69
	7.1.1	Diagnostik der Insomnie	72
	7.1.2	Folgen einer unbehandelten Insomnie	74
	7.1.3	Behandlung der Insomnie	76
7.2		Tagesschläfrigkeit (Hypersomnolenz) beim alten Menschen	116
	7.2.1	Häufigkeit und Typen von Tagesschläfrigkeit	116
	7.2.2	Diagnostik von Tagesschläfrigkeit	118
	7.2.3	Schlafbezogene Atmungsstörungen (SBAS)	119
7.3		Das Restless-Legs-Syndrom	122
	7.3.1	Epidemiologie des Restless-Legs-Syndroms	122
	7.3.2	Pathophysiologie des Restless-Legs-Syndroms	123
	7.3.3	Diagnostik des Restless-Legs-Syndroms	124
	7.3.4	Differenzialdiagnose des Restless-Legs-Syndroms	128
	7.3.5	Therapie des Restless-Legs-Syndroms	130
	7.3.6	Das Restless-Legs-Syndrom bei Demenzkranken	136
7.4		Schlaf und Demenz	138
	7.4.1	Epidemiologie und Bedeutung von Schlafstörungen bei Demenz	138
	7.4.2	Die bidirektionale Beziehung von Schlaf und Demenz	141
	7.4.3	Zerebrale Effekte einer experimentellen Störung des Schlafs	144
	7.4.4	Gestörter Schlaf als Folge einer Demenz	146
	7.4.5	Schlafbezogene Atmungsstörungen und Demenz	152

	7.4.6	Der Schlaf bei Menschen mit einer Alzheimer-Demenz	152
	7.4.7	Der Schlaf bei Menschen mit vaskulärer Demenz	155
	7.4.8	Der Schlaf bei Menschen mit frontotemporaler Demenz (FTD)	155
	7.4.9	Der Schlaf bei Menschen mit Lewy-Körper-Demenz (LBD) und mit Demenz bei M. Parkinson (PD)	156
	7.4.10	Behandlung von Schlafstörungen bei Menschen mit Demenz	157
7.5		Der Schlaf von Menschen im Pflegeheim	165
7.6		Nykturie und Schlaf	166
7.7		Schmerz und Schlaf	169

Literatur 175

Sachregister 211

Vorwort zur Reihe

Altersmedizin dient dem älteren Patienten, indem sie wie kein zweites Fach seine Besonderheiten und Bedürfnisse ganzheitlich in den Blick nimmt. Sie ist aber auch vielseitig, spannend und effektiv. Dies anhand ausgewählter Handlungsfelder deutlich zu machen, ist ein wichtiges Anliegen der Reihe »Altersmedizin in der Praxis«. Das wichtigste Ziel ist es jedoch, das auch in der Altersmedizin exponentiell anwachsende Wissen für den Versorgungsalltag kompakt und praxisnah aufzubereiten.

Doch braucht man dazu heute noch Bücher? Haben nicht Internet und Zeitschriften das Buch längst abgelöst, weil sie häufig einen rascheren Zugriff auf manchmal schnell veraltendes Fachwissen erlauben? Das mag in einzelnen Bereichen und zu manchen Fragestellungen zutreffen; doch wer sich vertieft mit einem Thema auseinandersetzen möchte, wer nicht nur Fachinformationen, sondern auch ausgewogene Bewertungen sucht, wer sich durch einen erfahrenen Autor fundiert in ein Thema hineinführen lassen möchte, der greift besser zu einem Buch. Nicht zuletzt bieten Bücher eher Sponsor-unabhängige Informationen als kostenlos zugängige Publikationen.

Die Reihe »Altersmedizin in der Praxis« erhebt nicht den Anspruch, das weite und wachsende Gebiet der Altersmedizin vollständig darzustellen. Es geht vielmehr darum, einzelne für die altersmedizinische Praxis wichtige Themen aufzuarbeiten und in einer didaktisch gut aufbereiteten Form auf dem neuesten Wissensstand zu präsentieren.

An wen richtet sich die Reihe? Natürlich in erster Linie an Ärzte jeglicher Fachrichtung, die regelmäßig ältere Patienten in der Praxis, dem Krankenhaus oder in einem anderen Kontext betreuen. Die Bücher richten sich ebenfalls an Ärzte in Weiterbildung und an Studenten, aber auch an andere Professionelle des Gesundheitswesens, die Umgang mit älteren Patienten haben. Die einzelnen Bände können dabei sowohl als fundierte Einführungen und Übersichten zu den jeweiligen Themen gelesen werden als auch als kompakte Nachschlagewerke für den Einsatz in der täglichen Praxis dienen.

Die Herausgeber
Johannes Pantel und Rupert Püllen

Vorwort

Obwohl viele alte Menschen über Schlafstörungen klagen, werden diese in dieser Patientengruppe oft nicht wahrgenommen, adäquat untersucht oder abgeklärt. Dieses Buch soll bei der Abklärung und Behandlung von Schlafstörungen bei alten Menschen helfen.

Regelmäßiger Schlaf fördert und erhält die geistige und körperliche Leistungsfähigkeit nachhaltig. Gestörter Schlaf hat gerade für alte Menschen erhebliche Bedeutung. Schlafstörungen beeinflussen unter anderem die Lebensqualität, die Selbstversorgungsfähigkeit und die Hirnleistung. Sie modifizieren viele geriatrische Syndrome. Da Schlafstörungen in der Regel gut behandelbar sind, ist auch zu erwarten, dass die damit verbundenen geriatrischen Probleme eine Verbesserung zeigen.

Das Assessment des Schlafs muss angesichts der vielfältigen Auswirkungen von Schlafstörungen auf die Gesundheit und der verfügbaren Therapiemöglichkeiten fester Bestandteil eines geriatrischen Basisassessments werden.

Das Buch richtet sich besonders an alle Berufsgruppen, die in die Behandlung und Pflege alter Menschen eingebunden sind.

In diesem Buch werden auch Personengruppen ausführlich besprochen, die sonst weniger häufig in der schlafmedizinischen Literatur behandelt werden, deren Probleme aber jedem, der alte Menschen betreut, geläufig sind. Hier seien insbesondere Menschen mit Demenz und Heimbewohner genannt.

Der Bereich Therapie ist bewusst umfangreicher dargestellt. Ausführlich werden immer wichtiger werdende nicht pharmakologische Therapieverfahren besprochen. Diese gelten als nebenwirkungsfrei, können schnell erlernt und im klinischen Alltag von allen Mitgliedern des geriatrischen Teams angewendet werden.

Ziel des Buchs ist es, das Wissen um den Schlaf älterer Menschen zu erweitern, damit mehr Sensibilität für die Schlafprobleme im Alter zu schaffen und therapeutische Angebote zu formulieren, die auch von Pflegenden im klinischen Alltag eingesetzt werden können. Zudem widmet das Buch speziellen Schlafproblemen im Alter eigene Kapitel. Das ist neu. Hier fließen Erfahrungen aus dem klinischen Alltag ein, die wissenschaftlich basiert die Versorgung älterer Menschen verbessern sollen.

Dr. Alfred Wiater
Präsident der Deutschen Gesellschaft für Schlafforschung und Schlafmedizin (DGSM)

1 Einleitung

Ausreichender und erholsamer Schlaf ist in jedem Lebensalter ein wichtiger Faktor für Wohlbefinden, Leistungsfähigkeit und Lebensqualität. Die Folgen eines gestörten Schlafs belasten die betroffenen alten Menschen, deren Angehörige und die Betreuungspersonen. Der unausgeschlafene, chronisch müde ältere Mensch ist weniger gut zu motivieren, reduziert seine Alltagsaktivität und ist in seiner Befindlichkeit und Stimmung beeinträchtigt. Der Umgang im Alltag wird dadurch erschwert.

In einer alternden Gesellschaft wächst die Zahl der Menschen mit Multimorbidität, Pflegebedürftigkeit, Demenz-Syndromen oder der Notwendigkeit einer Heimunterbringung. Gerade bei diesen Menschen stellen Schlafstörungen eine diagnostische und therapeutische Herausforderung dar.

Zu wenig Schlaf oder ein ständig unterbrochener Schlaf führt zu Störungen der Wachheit, der Befindlichkeit und der Aufmerksamkeit. Die Fehlerrate steigt an und die Leistungsfähigkeit des Gehirns nimmt ab. Selbst eine einzige gestörte Nacht verursacht schon messbare Veränderungen der Leistungsfähigkeit am darauffolgenden Tag. Dies zeigt, wie wichtig ein dauerhaft guter Schlaf ist. Wird der Nachtschlaf ständig gestört, so führt dies zu ernsthaften Gesundheitsstörungen.

Etwa die Hälfte der älteren Menschen ist mit ihrem Schlafvermögen unzufrieden und klagt über Früherwachen, Ein- und Durchschlafstörungen, häufigeres nächtliches Erwachen, nicht erholsamen Schlaf oder Tagesmüdigkeit (Kuhlmei et al. 2013). Schlafstörungen werden aber trotz ihrer hohen Prävalenz und Relevanz bei alten Menschen diagnostisch und therapeutisch kaum berücksichtigt. Allein die Erhebung einer Schlafanamnese oder die Frage nach Schnarchen, Atempausen oder Tagesmüdigkeit erfolgt bei alten Menschen praktisch nicht (Bonanni et al. 2005).

Ein häufiges Missverständnis bei Betroffenen, Angehörigen und Ärzten liegt auch in der Annahme, dass Schlafstörungen im höheren Lebensalter zum normalen Altern gehören. Diese Annahme ist fatal und führt zu der hohen Zahl an Unterdiagnostik und Unterbehandlung von Schlafstörungen.

Andererseits fehlt bei einigen alten Menschen trotz einer erheblichen klinischen Symptomatik der Leidensdruck. Müdigkeit oder Schläfrigkeit am Tag werden akzeptiert und der Tagesschlaf tröstet über die Monotonie und Einsamkeit des Alltags hinweg. Auch hier besteht Aufklärungs- und Handlungsbedarf, denn gestörter Schlaf hat ein erhebliches und oft unterschätztes eigenständiges Morbiditätspotenzial, das die oft vorliegenden multiplen Erkrankungen in ihrem klinischen Bild verändert (Bloom et al. 2009).

Schlafstörungen sollten daher angesichts ihrer Häufigkeit, ihrer komplexen Interaktionen im Kontext von Multimorbidität und Polypharmazie sowie aufgrund ihrer Auswirkungen auf die somatische und psychische Gesundheit als multifaktorielles geriatrisches Syndrom klassifiziert werden (Vaz Fragoso und Gill 2007).

Besondere Beachtung verdient dabei die bidirektionale Beziehung zwischen einem gestörten Schlaf und der Morbidität eines alten Menschen. Ältere Menschen mit Schlafstörungen leiden häufiger an einer arteriellen Hypertonie, einer Depression, persistierenden Schmerzen oder kardiovaskulären Erkrankungen (Taylor et al. 2007). Andererseits zeigen Menschen mit diesen Erkrankungen häufiger Schlafstörungen (Foley et al. 2004).

Die komplexen Regulationsmechanismen des Schlafs und deren Interaktionen mit der im Alter häufigen Multimorbidität stellen aber eine große diagnostische und therapeutische Herausforderung dar.

Bisher gibt es keine allgemeinen Empfehlungen, wie Schlafstörungen bei alten Menschen abgeklärt, behandelt und im weiteren Verlauf überwacht werden sollen (McCall 2005). Hier werden, wenn überhaupt, oft Schemata übernommen, die an jüngeren Patientengruppen entwickelt und erprobt wurden (Bloom et al. 2009).

1 Einleitung

Empfehlungen zum Management von Schlafstörungen bei alten Menschen müssen aufgrund dieser Komplexität die folgenden Punkte berücksichtigen:

- die erhebliche Heterogenität der Gruppe älterer Menschen. Daraus leitet sich die Notwendigkeit individualisierter Behandlungskonzepte ab,
- die sehr begrenzte Zeit, die den Mitarbeitern im Gesundheitswesen für die individuelle Betreuung von Patienten zur Verfügung steht. Daher können die vorhandenen, aber umfangreichen Algorithmen und Assessments für den Schlaf im klinischen Alltag oft nicht umgesetzt werden und werden deshalb auch nicht angewandt,
- das umfangreiche verfügbare Wissen zum Management von Schlafstörungen, das berücksichtigt werden sollte,
- die Einbindung von Spezialisten auf dem Gebiet der Schlafmedizin in ein umfassendes Behandlungskonzept und
- die klinische Situation des Patienten mit Polypharmazie, Multimorbidität, Compliance und Umsetzbarkeit von validierten Konzepten.

2 Wichtige Begriffe aus der Schlafmedizin (Terminologie)

In der Schlafmedizin sind zahlreiche Fachbegriffe etabliert, mit deren Hilfe der Schlaf bzw. der gestörte Schlaf eindeutig beschrieben werden kann. Diese Begriffe werden auch verwendet, um den Schweregrad einer Schlafstörung anzugeben und den Einfluss einer Behandlung zu dokumentieren.

2.1 Müdigkeit

Der Begriff Müdigkeit beschreibt das subjektive Gefühl der Erschöpfung. Die Leistungsfähigkeit ist bei körperlichen, psychischen oder kognitiven Anforderungen reduziert. Müdigkeit ist die physiologische Folge langer Wachheit und signalisiert den Bedarf an Schlaf. Ausreichend langer Schlaf beseitigt Müdigkeit. Dieser entmüdende Effekt des Schlafs ist auch differenzialdiagnostisch verwertbar.

> **Merke**
>
> Müdigkeit ist ein physiologisches Phänomen, welches durch ausreichenden Schlaf beseitigt wird.

2.2 Schläfrigkeit

Schläfrigkeit ist die verminderte Wachheit infolge einer reduzierten zentralnervösen Aktivierung. Schläfrigkeit manifestiert sich klinisch durch Schlafphasen an Zeitpunkten, an denen üblicherweise Wachheit erwartet wird. Tagesschläfrigkeit ist die phänotypische Manifestation eines gestörten, nicht erholsamen Schlafs. Da der Schlaf gestört ist, führt Schlafen im Gegensatz zur Müdigkeit nicht zu einer Beseitigung der Tagesschläfrigkeit. Tagesschläfrigkeit ist kein physiologisches Phänomen und bedarf einer weiteren Abklärung, da eine Vielzahl behandelbarer Faktoren Tagesschläfrigkeit auslösen kann. Schläfrigkeit kann durch spezifische Fragebögen erfasst werden. Hierzu zählen die Epworth Sleepiness Scale (ESS) oder die Karolinska Sleepiness Scale (KSS). Diese Skalen wurden aber nie für geriatrische Patienten validiert. Ein für geriatrische Patienten entwickelter Fremdbeurteilungsbogen zur Erfassung von Tagesschläfrigkeit ist der Essener Fragebogen Alter und Schläfrigkeit. Viele Fragebögen können kostenlos von der Homepage der Deutschen Gesellschaft für Schlafforschung und Schlafmedizin (DGSM) heruntergeladen werden (www.dgsm.de).

> **Merke**
>
> Schläfrigkeit ist kein physiologisches Phänomen und sollte weiter abgeklärt werden.

2.3 Fatigue

Fatigue bezeichnet einen Zustand der andauernden Erschöpfung, Leistungsschwäche und Kraftlosigkeit, der sich durch körperliche Ruhephasen oder Schlaf nicht beseitigen lässt. Dieses Kriterium unterscheidet Fatigue auch von der physiologischen Müdigkeit nach langen Wachphasen. Patienten mit Fatigue sind nicht schläfrig. Die Ursachen von Fatigue sind vielfältig.

> **Merke**
>
> Fatigue muss von Müdigkeit und Schläfrigkeit abgegrenzt werden.

2.4 Arousal

Unter einem Arousal wird ein kurzes Aufwachereignis verstanden, das sich elektrophysiologisch durch eine Ableitung der Hirnstromkurve während des Schlafs nachweisen lässt. Arousals unterbrechen die Kontinuität des Schlafs (Fragmentation) und reduzieren seine erholsamen und konsolidierenden Effekte. Arousals dauern etwa drei Sekunden und können aufgrund ihrer Kürze von den Patienten morgens nicht erinnert werden. Definitionsgemäß muss einem Arousal elektrophysiologisch für wenigstens zehn Sekunden ein stabiler Schlaf vorausgehen.

2.5 Einschlaflatenz

Die Einschlaflatenz ist die Zeitspanne vom Aufsuchen des Betts bis zum Einschlafen. Die Einschlaflatenz ist der Parameter zur Diagnose einer Einschlafstörung. Sie sollte unabhängig vom Alter weniger als 30 Minuten andauern. Die Einschlaflatenz wird üblicherweise erfragt, kann aber auch im Rahmen einer Polysomnographie gemessen oder mittels Aktometrie geschätzt werden.

2.6 Schlafperiode (Sleep Period Time, SPT)

Die Zeit vom ersten Einschlafen bis zum letztmaligen Erwachen. Die Schlafperiode (Sleep Period Time, SPT) beinhaltet per Definition auch die Zeit, die nach dem ersten Einschlafen wach zugebracht wird.

2.7 Gesamtschlafzeit (Total Sleep Time, TST)

Die Zeit, die schlafend im Bett verbracht wird. Die Gesamtschlafzeit (Total Sleep Time, TST) beträgt auch bei gesunden älteren Menschen etwa sechs bis acht Stunden.

2.8 Wachliegezeit (Wake After Sleep Onset, WASO)

Die Wachliegezeit (Wake After Sleep Onset, WASO) ist die Summe der Zeiten, in denen der Betroffene nach dem ersten Einschlafen und bis zum letztmaligen Einschlafen wach im Bett liegt. Die WASO ist die Differenz aus SPT und TST. Die WASO beträgt bei gesunden Erwachsenen bis zu 30 Minuten. Bei älteren Menschen (65+) kann eine WASO bis zu zwei Stunden betragen. Wenn die Tagesbefindlichkeit normal ist und Müdigkeit oder Schläfrigkeit fehlen, dann kann eine WASO von bis zu zwei Stunden als altersnormal angesehen werden.

2.9 Schlafeffizienz

Die Schlafeffizienz ist der relative Anteil der Zeit im Bett, der schlafend verbracht wird. Die Schlafeffizienz liegt bei jungen Erwachsenen oberhalb von 90 % und sollte bei gesunden alten Menschen einen Wert von 80 % nicht unterschreiten.

2.10 Elektrookulogramm (EOG)

Das Elektrookulogramm ist die Ableitung der Augenbewegungen mithilfe von Klebeelektroden. Der Augapfel fungiert als Dipol. Durch seine Bewegung entstehen kleine Spannungsschwankungen, die durch Elektroden an den Schläfen abgeleitet werden können. Rasche Augenbewegungen im Schlaf treten während des REM-Schlafs, langsame und rollende Augenbewegungen im Schlafstadium N1 auf.

2.11 Elektromyogramm (EMG)

Das Elektromyogramm zeichnet die Aktivität der quergestreiften Muskulatur auf. In der Schlafmedizin werden die Klebeelektroden unterhalb des Kinns aufgeklebt, um den Tonus der Halsmuskulatur zu erfassen. Elektroden über dem M. tibialis anterior erfassen Beinbewegungen im Schlaf.

2.12 Elektroenzephalogramm (EEG)

Das Elektroenzephalogramm (EEG) wird im Schlaflabor abgeleitet. Die Elektroden werden nach dem sog. 10-20-System auf der Schädelkalotte angebracht. Sie erlauben die Ableitung der Gehirnstromkurven.

2.13 Schlafstadium

Aufgrund der elektrophysiologischen Parameter EEG, EOG und EMG werden die einzelnen Schlafstadien bestimmt. Die Bewertung erfolgt epochenweise, wobei die Schlafstadien N1, N2 (Leichtschlaf), N3 (Tiefschlaf) und REM-Schlaf unterschieden werden. Eine Epoche umfasst den Zeitraum von einer halben Minute. Einer Epoche wird ein Schlafstadium zugeordnet. Die Summe der Bewertung der einzelnen Epochen ergibt dann das Hypnogramm.

2.14 Hypnogramm

Ein Hypnogramm ist die graphische Darstellung der Abfolge der Schlafstadien über die Zeit. Ein Hypnogramm besteht aus mehreren Schlafzyklen. Ein Schlafzyklus setzt sich aus der Abfolge der Schlafstadien Einschlafen (N1), Leichtschlaf (N2) zu N3 und wieder über N2 zu REM zusammen. Ein Schlafzyklus dauert etwa 60 bis 90 Minuten. Der Zeitraum bis zum ersten Auftreten von REM-Schlaf wird REM-Latenz genannt. Diese beträgt normalerweise mehr als 40 Minuten.

2.15 Pulsoximetrie

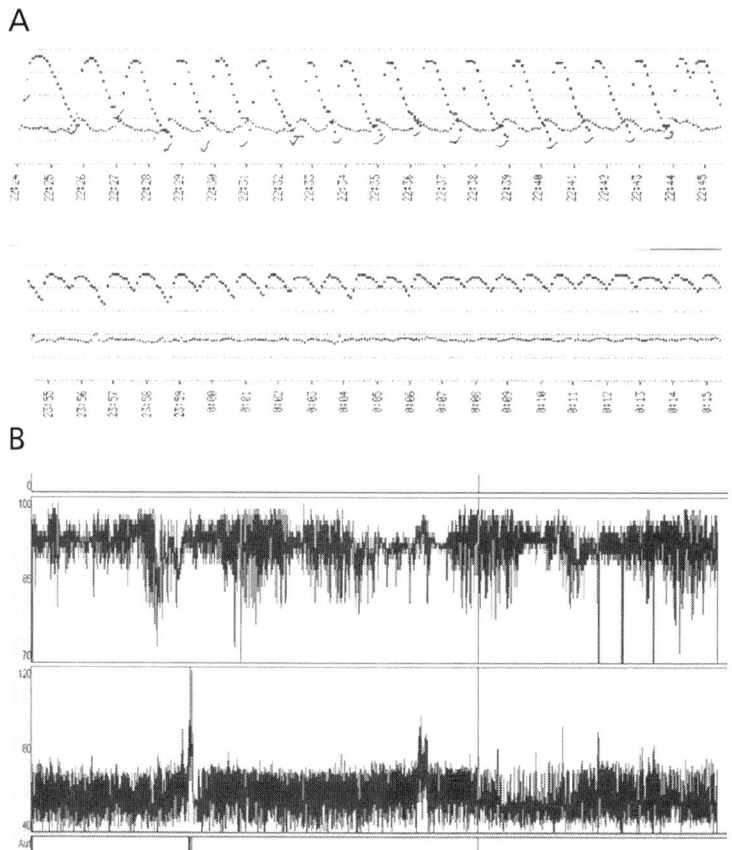

Abb. 2.1: Beispiele einer Pulsoximetrie. Die oberen Abbildungen (A) zeigen zwei Registrierungen mit unterschiedlicher Entsättigungstiefe bei einer Auflösung über jeweils 21 Minuten. Die untere Abbildung (B) zeigt die komprimierte Darstellung einer Registrierung über eine (A) ganze Nacht.

Die Pulsoximetrie ist ein etabliertes Messverfahren zur Bestimmung der arteriellen Sauerstoffsättigung und der Pulsfrequenz (▶ Abb. 2.1). Sie eignet sich auch für die Diagnose von Atmungsstörungen im Schlaf. Da jedoch nur Sauerstoffentsättigungen als Folge einer Atmungsstörung registriert werden können, werden leichte bis mittelschwere schlafbezogene Atmungsstörungen nicht erkannt (Stradling und Crosby 1991). Zudem wird der Schlaf nicht erfasst, so dass eine Pulsoximetrie den Schweregrad einer schlafbezogenen Atmungsstörung erheblich unterschätzen kann. Schwere Formen einer schlafbezogenen Atmungsstörung werden hingegen mit hoher Spezifität erkannt.

Das Verfahren ist nicht belastend und wird auch von geriatrischen Patienten und Menschen mit Demenz gut toleriert. Pulsoximeter messen auch die Herzfrequenz, wobei kurz andauernde Anstiege der Pulsfrequenz ein indirekter Marker für Weckreaktionen im Schlaf sind.

Eine Differenzierung der verschiedenen Formen einer schlafbezogenen Atmungsstörung ist durch eine Pulsoximetrie alleine nicht möglich. Sie ist eher ein Screeningverfahren mit besonderem Wert für die Geriatrie. Ergeben sich für einen Patienten weitere Konsequenzen aus dieser Vordiagnostik, dann sind umfangreichere Messverfahren erforderlich.

2.16 Aktometrie

Die Aktometrie ist ein sehr einfaches und nicht belastendes Messverfahren mit dessen Hilfe Bewegung registriert wird (▶ Abb. 2.2). Das Verfahren hat eine hohe Aussagekraft. Der Patient trägt ein Gerät von der Größe einer Armbanduhr am nicht bevorzugten Arm über einen Zeitraum von wenigstens einer Woche. Das Gerat kann bei speziellen Fragestellungen auch am Fußgelenk oder an den Zehen getragen werden. Es zeichnet Bewegungen auf und bildet Ruhe- und Aktivitätsmuster ab. Bewegung korreliert hoch mit Wachheit, fehlende Bewegung mit Schlaf. Vergleichsstudien zeigen eine sehr gute Übereinstimmung der aktimetrischen Aufzeichnungen mit den Messungen im Schlaflabor (Gonçalves et al. 2014). Auch die Erfassung von nächtlichen Bewegungsstörungen oder Restless-Legs ist möglich.

Die Aktometrie ist damit ein Verfahren zur Erfassung der Bewegungsaktivität von Patienten über längere Zeiträume, wodurch Schlafzeiten mit geringem Aufwand und geringer Störung der Patienten erfasst werden können (Morgenthaler et al. 2007). Viele Anbieter stellen entsprechende Geräte oder Smartphone-Apps bereit. Einer aktuellen Übersichtsarbeit zufolge unterschätzen jedoch viele dieser Anwendungen das Ausmaß von Schlafstörungen und überschätzen die Gesamtschlafzeit im Vergleich zur Polysomnographie (Kolla et al. 2016).

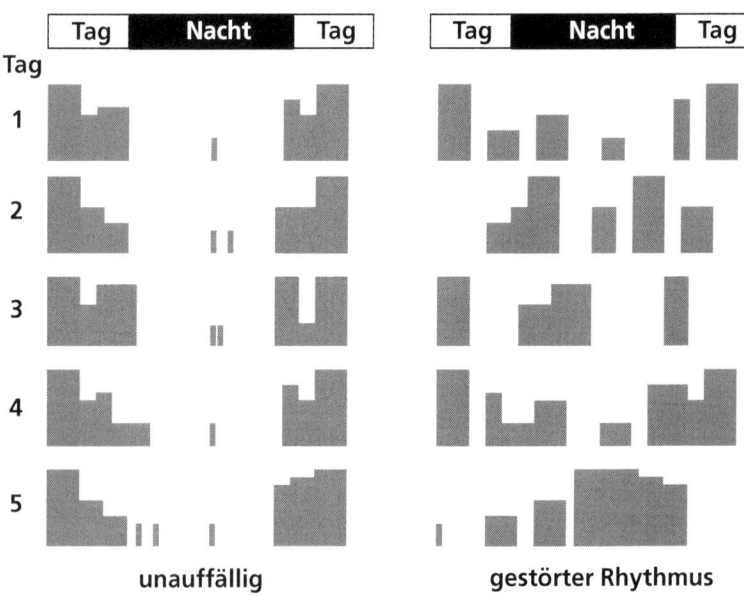

Abb. 2.2: Zwei Aktometriebefunde mit einer Registrierzeit von jeweils fünf Tagen. Das linke Beispiel zeigt einen Normalbefund, das rechte Beispiel einen gestörten Tag-Nacht-Rhythmus. Die grauen Balken zeigen Aktivität, fehlende Balken Inaktivität an.

2.17 Polygraphie

Für eine reduzierte apparative schlafmedizinische Diagnostik stehen Systeme zur Verfügung, die einzelne Parameter aus der Polysomnographie aufzeichnen.

Bei allen diesen sog. Polygraphiegeräten sollten die Sauerstoffsättigung, der Atemgasfluss, Schnarchgeräusche, die Pulsfrequenz, Atembewegung von Brustkorb und Bauch sowie die Körperlage erfasst werden. Bei der Polygraphie wird der Schlaf nicht gemessen, so dass falsch negative Befunde bei Patienten erhoben werden, die nicht geschlafen haben.

2.18 Polysomnographie

Die Polysomnographie ist das wichtigste Verfahren zur Beurteilung des Schlafs. Dabei werden zahlreiche Sonden und Detektoren am Körper des Patienten angebracht.

Gerade ältere Patienten müssen über diese umfangreiche Verkabelung vorab aufgeklärt werden. Denn das Verlassen des Betts ist durch die angebrachten Sonden deutlich behindert und auch das Aufsuchen einer Toilette wird sehr problematisch bis unmöglich.

Dies erklärt auch, warum gerade ältere Patienten häufig nicht gut im Schlaflabor zu untersuchen sind. Für Menschen mit Demenz ist eine Untersuchung im Schlaflabor zudem mit Angst und Verunsicherung verbunden. Daher werden diese Patienten vergleichsweise selten in einem Schlaflabor untersucht, obwohl gerade bei diesen Patienten Schlafstörungen häufig sind. Gerade für diese Patienten sind aber einfache Messverfahren oft geeigneter. Zukünftig werden Techniken benötigt, die körperfern, aber verlässlich eine Registrierung ermöglichen.

2.19 Periodische Bewegungen der Extremitäten (Periodic Limb Movements in Sleep, PLMS)

Bewegungen im Schlaf werden über ein Elektromyogramm und über die nächtliche Videoaufzeichnung erfasst. Die Mindestdauer einer Bewegung (Leg Movement) beträgt 0,5 Sekunden, die Höchstdauer zehn Sekunden. Eine Serie von Bewegungen umfasst mindestens vier solcher Ereignisse. Der Abstand zwischen den einzelnen Ereignissen muss mindestens fünf und sollte höchstens 90 Sekunden betragen, damit die Ereignisse als Serie gezählt werden dürfen.

2.20 Apnoe, Hypopnoe, Apnoe-Hypopnoe-Index

Ein fehlender Atemgasfluss von wenigstens zehn Sekunden Dauer wird bei Erwachsenen als Apnoe bezeichnet. Bleibt während einer Apnoe die Atemanstrengung erhalten, spricht man von einer obstruktiven Apnoe, fehlt die Atemanstrengung, liegt eine zentrale Apnoe vor. Gemischte Apnoen beginnen als zentrale Apnoe und gehen im weiteren Verlauf in eine obstruktive Apnoe über. Aus der Anzahl der nächtlichen Atemereignisse und der Schlafzeit wird ein Quotient gebildet, der Apnoe-Hypopnoe-Index (AHI), der als Maß für den Schweregrad einer schlafbezogenen Atmungsstörung dient.

3 Die Regulation von Wachheit und Schlaf

3.1 Die Schlafstadien und deren Abfolge

Im Alltag äußern sich Schlafstörungen als Schlaflosigkeit (Insomnie), als unerholsamer Schlaf oder als Tagesschläfrigkeit (Hypersomnolenz). Ob im Einzelfall eine relevante Schlafstörung vorliegt, muss durch die weitere Diagnostik abgeklärt werden. Dazu ist es wichtig zu wissen, wie der Schlaf des Menschen reguliert wird, welche Faktoren den Schlaf und das Schlafvermögen beeinflussen und was im höheren Lebensalter als normal gilt (Bloom et al. 2009).

Der Schlaf besteht aus zwei fundamentalen physiologischen Komponenten, dem sog. REM-Schlaf (Rapid-Eye-Movement-Schlaf, paradoxer Schlaf) und dem sog. Non REM-Schlaf. Der Non-REM-Schlaf wird weiter in die Stadien Leichtschlaf (N1 und N2) und Tiefschlaf (N3) unterteilt (Berry et al. 2017).

Die Bestimmung des jeweiligen Schlafstadiums ist aufwendig und erfolgt im Schlaflabor. Im Rahmen einer Polysomnographie werden zahlreiche physiologische Parameter gemessen. Für die Bestimmung der Schlafstadien sind dazu Ableitungen der Gehirnstromkurve (Elektroenzephalogramm, EEG), der Bewegungen der Augen (Elektrookulogramm, EOG) und des Tonus der Halsmuskulatur (Elektromyogramm, EMG) erforderlich.

Der Schlaf beginnt mit dem Schlafstadium N1, geht dann in das Schlafstadium N2 über, erreicht das Tiefschlafniveau (N3) und führt wieder über das Schlafstadium N2 zur ersten REM-Schlafphase. Dieser physiologische Ablauf wird als Schlafzyklus bezeichnet, dauert zwischen 60 und 90 Minuten und endet immer mit einer REM-Schlafphase. Der normalerweise etwa sechs bis acht Stunden andauernde Nachtschlaf besteht aus drei bis fünf solcher Schlafzyklen. Mit Fortschreiten der Nacht nimmt der Anteil an Tiefschlaf (N3) kontinuierlich ab und die Länge der REM-Schlafphasen nimmt zum Morgen hin zu.

3.2 Mechanismen der Regulation von Schlaf und Wachheit

Die Regulation von Wachheit und Schlaf wird durch zwei grundlegende Mechanismen gesteuert. Im Jahr 1982 veröffentlichte Borbély dazu ein Modell, welches den periodischen Wechsel von Schlaf und Wachheit, von Schlafdauer und von Schlafqualität beschreibt (Borbély 1982). Diesem Modell liegen zwei basale Prozesse zugrunde, die durch ihre Interaktion den jeweiligen phänotypischen Wachheitsgrad bestimmen. Der eine Prozess wird *homöostatischer Prozess* (Prozess S), der andere *zirkadianer Prozess* (Prozess C) genannt.

Die Abbildung zeigt schematisch den zeitlichen Verlauf beider Prozesse über einen Zeitraum von 24 Stunden (▶ Abb. 3.1).

Der *homöostatische Prozess* (Prozess S) wird als Akkumulation von Schlafdruck infolge von Wachheit interpretiert. So, wie der Verzicht auf Trinken Durst erzeugt, so erzeugt Wachheit physiologische Müdigkeit und das Bedürfnis zu Schlafen. Dieser im Tagesverlauf ansteigende Schlafdruck wird durch den einsetzenden Schlaf wieder abgebaut und der Zyklus beginnt von vorne. Als organisches Substrat dieses Konstrukts konnte experimentell unter anderem der periodisch wechselnde Adenosingehalt in einigen schlafregulierenden Zentren des Gehirns identifiziert werden. Mit zunehmender Wachheit steigt der Adenosingehalt in diesen Arealen an und erzeugt über eine Neuromodulation mit einer Inhibierung der neuronalen Aktivität Müdigkeit mit erhöhter Einschlafwahrscheinlichkeit (Reichert et al. 2016).

Der *zirkadiane Prozess* (Prozess C) ist durch Oszillationen der Wachheit über eine 24-Stunden-Periode gekennzeichnet und fördert bei tag-

3.2 Mechanismen der Regulation von Schlaf und Wachheit

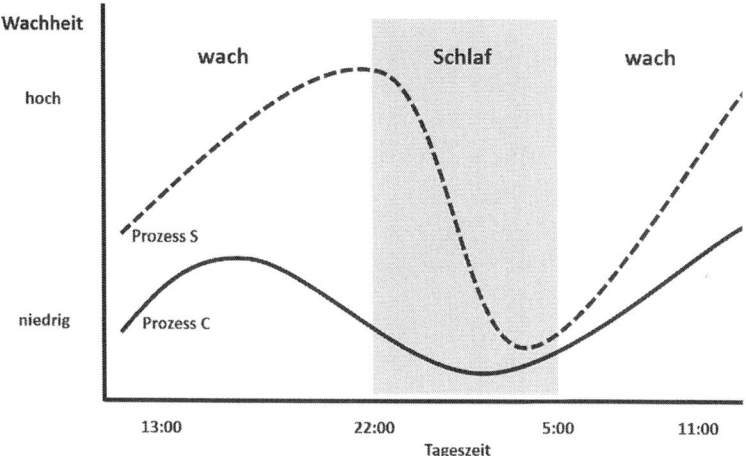

Abb. 3.1: Regulation der Wachheit im Modell nach Borbély (modifiziert nach Achermann und Borbély 2003, S. 684)

aktiven Lebewesen die Wachheit am Tag und den Schlaf in der Nacht. Die Oszillationen dieses Prozesses werden durch zahlreiche Umweltfaktoren wie der Helligkeit der Umgebung, der körperlichen Aktivität, emotionaler oder endokriner Parameter getriggert.

Der *zirkadiane Prozess* C wird durch ein dreistufiges und hierarchisch strukturiertes System reguliert, das einerseits Stabilität beim Wechsel zwischen Wachheit und Schlaf und andererseits eine Anpassung an akute und chronische Veränderungen der Umgebung ermöglicht. Morphologisch gehören zu diesem System neben dem Ncl. suprachiasmaticus (SCN) der dorsomediale Hypothalamus (DMH) und die ventrolaterale präoptische Region (VLPO) (Saper 2013).

Der Hauptschrittmacher (»Innere Uhr« oder »Master Clock«) für alle biologischen Rhythmen befindet sich im SCN. Dieser Hauptschrittmacher beeinflusst als Master Clock die in jeder Zelle des Organismus vorhandenen lokalen Oszillatoren (Reppert und Weaver 2002). Der Hauptschrittmacher arbeitet durch eine Rückkopplungsschleife mit einer Aktivierung und einer Deaktivierung von Genen. Die Genprodukte CLOCK und BMAL1 in den Zellen des SCN unterhalten diesen Auto-Feedback-Mechanismus. Zahlreiche Gene und Genprodukte beeinflussen die Varianz der individuellen Schlafzeit. Dabei scheint die Summe kleiner Einzeleffekte der jeweiligen Genprodukte den Phänotyp des Schlafs zu bestimmen (Shi et al. 2017).

Der SCN selbst wird direkt von Neuronen der Netzhaut versorgt und erhält so die wichtige Information über die Helligkeit der Umgebung (Johnson et al. 1988). Zudem sendet und empfängt der SCN Signale an und aus dem Organismus und integriert auf diese Weise den Stoffwechsel des Organismus mit den Informationen aus der Umwelt (Hirota und Fukada 2004).

Der endogene Rhythmus des SCN wird durch diese Vernetzung an die Anforderungen aus der Umwelt angepasst, sog. Entrainment. Da eine helle Umgebung, fehlende Dunkelheit in der Nacht, »Lichtverschmutzung« oder Blindheit direkten Einfluss auf die Oszillationen des SCN haben, können durch diese Faktoren auch Störungen des zirkadianen Rhythmus verursacht werden.

Tierversuche zeigen zum Beispiel, dass die Oszillationen der Zellen des SCN auch nach deren Isolierung aus dem Gehirn in vitro persistieren. Die Periodenlänge dieser Oszillationszyklen beträgt etwa 24 Stunden und ist genetisch determiniert. Sie kann zwischen den einzelnen Individuen um Minuten, seltener Stunden variieren. Genetische Veränderungen, Mutationen, Veränderungen im Metabolismus der Genprodukte oder Degenerationen in diesem System beeinflussen unmittelbar dessen Periodenlänge und Stabilität mit direkten Auswirkungen auf das phänotypische Schlafmuster (Saper 2013).

Die Verbindungen des SCN mit den Kerngebieten der Schlaf-Wach-Regulation sind komplex. Die Abbildung 3.2 zeigt eine vereinfachte Darstellung der wichtigsten Verbindungen des SCN (▶ Abb. 3.2) (Saper 2013).

Vom SCN führen Projektionen in Kerngebiete, die in die Regulation von Schlaf und Wachheit eingebunden sind. Die vom SCN ausgehenden Projektionen sind aber eher moderat und führen überwiegend durch die ventrale und dorsale subparaventrikuläre Zone (vPVZ; dPVZ) zum dorsomedialen Hypothalamus (DMH) (Watts et al. 1987; Watts und Swanson 1987). Läsionen der ventralen Anteile dieser Verbindungsstruktur (vPVZ) stören den zirkadianen Schlaf-Wach-Rhythmus und die motorische Aktivität eines Individuums. Läsionen im dorsalen Teil (dPVZ)

3.2 Mechanismen der Regulation von Schlaf und Wachheit

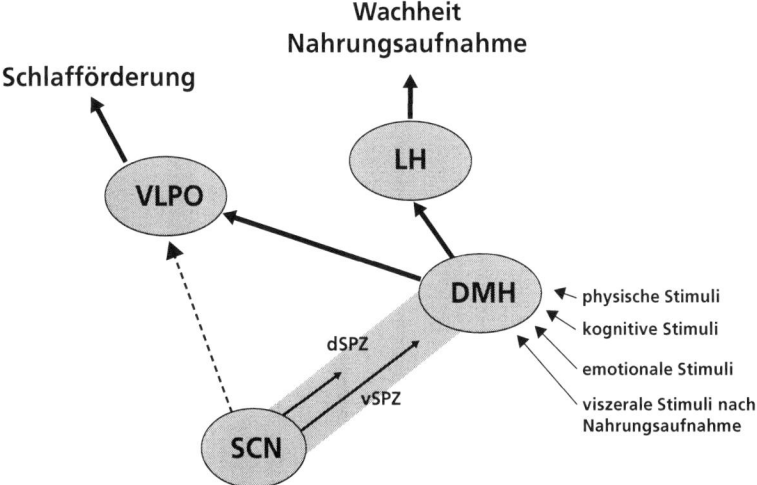

Abb. 3.2: Vereinfachte schematische Darstellung wichtiger zerebraler Zentren, die in die Regulation des Schlafs eingebunden sind (nähere Erläuterungen im Text) (modifiziert nach Saper et al. 2005b, S. 1261)

stören den zirkadianen Verlauf der Körperkerntemperatur, nicht aber die Wachheit (Lu et al. 2001).

Zudem wird der DMH durch viszerale, kognitive, emotionale und physische Afferenzen über praktisch alle inneren und äußeren Einflüsse auf den Organismus informiert, integriert diese und modifiziert so seinen efferenten Output (Saper et al. 2005a).

Diese komplexe Organisationsform von Wachheit und Schlaf erklärt auch, warum emotionale oder kognitive Belastungen den Schlaf rauben, warum nach einer opulenten Mahlzeit Müdigkeit auftritt, warum körperliche Aktivität die Wachheit steigert oder überlange Wachphasen von Helfern bei Katastropheneinsätzen ohne kurzfristigen Schlafbedarf möglich werden. Die Kenntnis dieser Zusammenhänge erlaubt andererseits aber auch, bei Störungen in diesem System spezifische und rational begründbare therapeutische Interventionen zu entwickeln.

Das Hauptziel des DMH ist die ventrolaterale präoptische Region (VLPO), die auch als das »Tor zum Schlaf« bezeichnet wird. Über GABAerge Neurone, die den stärksten Input an die VLPO liefern, hemmt der DMH deren Aktivität und damit deren Schlaf-induzierende Wirkung und erzeugt so indirekt Wachheit. Vom DMH führen auch glutamaterge Projektionen zum lateralen Hypothalamus (LH) und induzieren Wachheit und Appetit (Chou et al. 2003).

Damit besteht das zirkadiane Regulationssystem im Wesentlichen aus den drei Komponenten SCN (Master Clock), VLPO und LH. Von den letzten beiden Strukturen ziehen hemmende – Schlaf-induzierende – Bahnen (VLPO) beziehungsweise aktivierende – wach machende – Bahnen (LH) zu anderen Kerngebieten des Gehirns (Saper et al. 2005b).

Tierversuche zeigen, dass eine Zerstörung der Zellen der VLPO den NREM- und den REM-Schlaf um mehr als 50 % reduziert (Lu et al. 2000). Auch bei den Patienten, die im Rahmen der Enzephalitis lethargica (von Economo) eine schwere Insomnie entwickelten und verstarben, wurden morphologisch Läsionen im Bereich der VLPO nachgewiesen (Saper et al. 2005b). Während eines experimentellen Schlafentzugs bleiben die Neurone des VLPO relativ inaktiv, reagieren also nicht auf Schlafentzug. Tritt aber Schlaf ein, ist die Signalstärke dieser Neurone fast doppel so stark wie bei normalem Schlaf (Lu et al. 2002). Dies bedeutet, dass der VLPO nach Schlafentzug von anderen Zentren aus beeinflusst wird, selber aber nicht Ausgang dieser Aktivierung ist.

Merke

Der Schlaf ist durch die komplexe Interaktion mehrerer zerebraler Kerngebiete geregelt. Diese Kerngebiete werden durch zahlreiche Afferenzen beeinflusst, so dass eine sehr variable Anpassung des Schlafs an die Erfordernisse der Umwelt möglich wird. Genetische Faktoren spielen eine Rolle. Störungen dieser Kerngebiete erzeugen Schlafstörungen.

3.3 Das Arousalsystem

Das zerebrale Wachheit-fördernde »sog. Arousalsystem« verfügt über zwei Hauptarme. Der erste Arm steigt aus dem Hirnstamm auf zum Thalamus und aktiviert hier Zwischenneurone, die für die Transmission von neuronalem Input zum Kortex verantwortlich sind. Die Hauptquelle dieser Stimuli des Thalamus stammt aus Acetylcholin produzierenden Nervenzellen der pedunculopontinen und laterobasalen tegmentalen Kerngebiete. Der zweite Arm führt am Thalamus vorbei und aktiviert das Kerngebiet im lateralen Hypothalamus, im basalen Frontalhirn und im Kortex. Dieser Arm entspringt aus monoaminergen Neuronen des oberen Hirnstamms und des caudalen Hypothalamus einschließlich des Ncl. coeruleus. Läsionen in diesem Bereich führen zu ausgeprägter Schläfrigkeit bis hin zum Koma (Saper et al. 2005b). Neurotransmitter in diesem System sind Noradrenalin, Serotonin, Acetylcholin, Histamin und Dopamin.

Orexin (synonym: Hypocretin) ist ein Neuropeptid, das ausschließlich im posterioren Anteil des lateralen Hypothalamus produziert wird. Diese Neurone feuern überwiegend während der Wachphase und insbesondere bei körperlicher Aktivität (Lee et al. 2005). Sie projizieren zum Kortex und zu Kerngebieten des im Hirnstamm lokalisierten Aktivierungssystems (Peyron et al. 1998; Peyron und Kilduff 2017). Orexin-Neurone werden vom VLPO gehemmt, projizieren jedoch selbst nicht dorthin. Damit ist deren wesentliche Funktion eine Stabilisierung des Arousal-Systems und der Erhalt von Wachheit.

4   Der Schlaf im höheren Lebensalter

Viele Körperfunktionen verändern sich im Laufe eines Lebens. Ebenso verändert sich auch der Schlaf über die gesamte Lebensspanne. Es ist wichtig, die altersnormalen Veränderungen des Schlafs zu kennen, um einerseits Fehlerwartungen an das eigene Schlafvermögen zu korrigieren und andererseits normalen Schlaf von relevant gestörtem Schlaf gerade im höheren Lebensalter abgrenzen zu können (Kuhlmei et al. 2013).

4.1   Der normale Schlaf im höheren Lebensalter

So wie wir allgemein akzeptieren, dass die Leistungsfähigkeit eines Menschen mit den Jahren in vielen Bereichen langsam, aber kontinuierlich nachlässt, so verändert sich auch der Schlaf. Allein diese Tatsache zu vermitteln und zu akzeptieren, kann die Erwartungshaltung an das eigene Schlafvermögen schon korrigieren (Kuhlmei et al. 2013).

Die häufigste phänotypische Veränderung des Schlafs älterer Menschen ist die Zunahme von Unterbrechungen des Schlafs mit Auftreten längerer Wachperioden in der Nacht. Diese Veränderungen weisen auf eine veränderte Interaktion zwischen dem Schlafdruck (Prozess S) und dem Wachantrieb (Prozess C) hin (Ohayon et al. 2004). Hieraus resultieren bei älteren Menschen eine Abnahme der Gesamtschlafmenge, des Tiefschlafanteils, des REM-Schlafs, der Schlafeffizienz sowie eine Zunahme an Leichtschlaf. Begleitet werden diese Veränderungen von einer

Zunahme an kurzen Schlafperioden (Napping) tagsüber (Ancoli-Israel und Martin 2006; Buysse et al. 1992). Auch zeigen ältere Menschen einen Trend dahin, abends früher zu Bett zu gehen und morgens früher zu erwachen.

In einer kleinen Studie wurde bereits 1985 der Versuch unternommen, den Schlaf von gesunden älteren Menschen zu erfassen. Dazu wurden streng ausgesuchte ältere Probanden (60+) für drei Nächte in einem Schlaflabor untersucht. Von den anfänglich 433 Freiwilligen konnten 393 (91 %) aufgrund der strengen Ein- bzw. Ausschlusskriterien nicht in diese Studie aufgenommen werden (Reynolds 1985). Dies zeigt eindrucksvoll, dass Komorbiditäten und Gesundheitsstörungen bei alten Menschen eher die Regel sind. In dieser Studie fand sich bei den hoch selektionierten gesunden älteren Personen im Vergleich zu Jüngeren eine leicht reduzierte Gesamtschlafzeit, eine deutlich reduzierte Schlafeffizienz, die aber oberhalb von 80 % lag, eine leicht verlängerte Einschlaflatenz und eine nächtliche Wachzeit von etwa einer Stunde.

Auch wenn die Probandenzahl zu gering war, um Normwerte zu generieren, sind die Ergebnisse dieser Studie wichtig, da sie den Schlaf gesunder älterer Menschen wiedergeben. Die wesentlichen Ergebnisse sind in der Tabelle 4.1 aufgeführt (▶ Tab. 4.1).

Tab. 4.1: Normalwerte für wichtige Schlafparameter gesunder älterer Menschen in der Polysomnographie (auf Grundlage von Reynolds et al. 1985, S. 24). WASO: Wake after Sleep Onset

	Männer		Frauen	
Altersgruppe [Jahre]	60–70	70–80+	60–70	70–80+
Anzahl	9	10	11	10
Registrierzeit [min.]	435±54	460±62	433±28	459±38
Einschlaflatenz [min.]	18±19	28±25	20±9	28±22
Gesamtschlafzeit [min.]	345±58	359±45	372±31	376±31
Wachliegezeit [min.]	80±11	79±11	86±6	82±11
Schlafeffizienz [%]	72±38	54±62	42±21	54±42
Arousals [Anzahl]	7±3	7±2	7±2	8±3

In einer Metaanalyse wurde die Veränderung des Schlafs über die Lebensspanne untersucht. In diese Studie konnten die Daten von 3.577 Probanden mit einer Altersspanne von 5 bis 102 Jahren eingeschlossen werden. In Tabelle 4.2 sind qualitativ die wesentlichen Veränderungen des Schlafs unter Berücksichtigung des Lebensalters dargestellt (Ohayon et al. 2004) (▶ Tab. 4.2).

Tab. 4.2: Qualitative Veränderung von Parametern des Schlafs im mittleren und höheren Lebensalter (auf Grundlage von Ohayon et al. 2004). Zunahme: ↑; Abnahme ↓; keine Veränderung: ↔

Altersgruppen [Jahre]	40–60 vs. 60–70	60–70 vs. >70
Schlafdauer	↓	↔
Einschlaflatenz	↔	↔
Schlafeffizienz	↓	↓
Stadium N1	↑	↔
Stadium N2	↑	↔
Stadium N3	↓	↔
REM-Schlaf	↓	↔
REM-Latenz	↔	↔
WASO	↑	↔

Die Schlafdauer, die auch genetisch beeinflusst wird (Lynch et al. 2006; Shi et al. 2017), nimmt nach dieser Untersuchung vom 40. bis zum 70. Lebensjahr um etwa 10 Minuten pro Lebensdekade ab und verändert sich danach kaum noch. Pro Lebensdekade reduzierten sich der Tiefschlafanteil (Schlafstadium N3) um etwa 2 % und die Schlafeffizienz um etwa 3 %. Vom 30. bis zum 70. Lebensjahr steigt die nächtliche Wachzeit (Wake After Sleep Onset, WASO) um etwa zehn Minuten pro Lebensdekade an und veränderte sich danach kaum noch. Weniger deutliche Veränderungen zeigen die Einschlaflatenz und der Anteil der Schlafstadien N1 und N2. Die Einschlaflatenz der 20-Jährigen war um etwa 5 % kürzer als die der über 70-Jährigen (Ohayon et al. 2004).

> **Merke**
>
> Die physiologischen Veränderungen des Schlafs setzten ab dem 40. Lebensjahr ein, schwächen sich nach dem 70. Lebensjahr ab, sind eher moderat, betreffen die Gesamtschlafzeit in der Nacht, die Schlafqualität, die Wachliegezeit, den Tiefschlafanteil und weniger die Einschlaflatenz.

4.2 Klinische Folgen des veränderten Schlafs im höheren Lebensalter

Weniger tiefer Schlaf führt auch dazu, dass ältere Menschen leichter erweckbar sind. So können Umgebungsgeräusche, die jüngere Menschen nicht wecken, bei älteren Menschen schon zum Erwachen führen (Bonnet 1989). In einer Studie konnte gezeigt werden, dass die Weckschwelle bei artifizieller Störung des Nachtschlafs bei jüngeren Erwachsenen ansteigt, sich aber bei älteren Menschen kaum verändert. Diese Erkenntnis sollte in die schlafhygienische Beratung älterer Menschen einfließen und auch bei der Organisation der nächtlichen Routinen in Heimen und Krankenhäusern berücksichtigt werden.

> **Merke**
>
> Ältere Menschen sind nachts leichter erweckbar. Der Geräuschpegel sollte daher nachts so niedrig wie möglich sein.

5 Schlafmedizinische Diagnostik im höheren Lebensalter

5.1 Allgemeine Schlafanamnese

Die einfachste und kostengünstigste Form der Diagnostik ist die Befragung eines Patienten. Die Erhebung der Anamnese ist auch im höheren Lebensalter die Basis für die Abklärung einer Schlafstörung. Dabei muss berücksichtigt werden, dass die verschiedenen Symptome eines gestörten Schlafs sowohl singulär als auch kombiniert auftreten können. Aufgrund der Anamnese kann eine Verdachtsdiagnose, aber noch keine verlässliche definitive Diagnosestellung erfolgen (Beaulieu-Bonneau und Hudon 2009).

> **Merke**
>
> Aus der eigenen klinischen Erfahrung heraus sollte aber immer nach dem durch eine Schlafstörung verursachten Leidensdruck und dem Umfang der akzeptierten weiteren Diagnostik und Therapie gefragt werden. Bei fehlendem Leidensdruck ist die Akzeptanz weiterer diagnostischer oder therapeutischer Maßnahmen seitens der älteren Patienten sehr gering. Hier droht eine Fehl- oder Überversorgung. Daher sollte die Anwendung spezifischer und teurer Maßnahmen auch unter diesem Aspekt mit dem Patienten im Vorfeld klar besprochen werden.

Die Tabelle zeigt die Schritte zur nicht apparativen Abklärung einer Schlafstörung (▶ Tab. 5.1).

Tab. 5.1: Abklärungsstufen einer Schlafstörung im höheren Lebensalter (auf Grundlage von Bloom et al. 2009, S. 763)

Instrument	Kommentar
allgemeine Anamneseerhebung	Fragen nach dem Schlaf Nachteil: unstrukturiert, unspezifisch
strukturierter Screening-Fragebogen	umfassender, erlaubt das Stellen einer Verdachtsdiagnose, kann delegiert werden
Schlaftagebuch	Erfasst systematisch über einen Zeitraum von wenigstens sieben Tagen relevante Parameter des Schlafs und der Befindlichkeit, Patient muss mitarbeiten können
spezielle Fragebögen (PSQI, Berlin-Fragebogen, EFAS, ESS)	bei bestehender Verdachtsdiagnose als nächster Schritt, validiert für alte Menschen, oft nicht für geriatrische Patienten validiert

Orientiert an den Wünschen des Patienten sollte entschieden werden, wie weiter vorgegangen wird. Dies umfasst die Anwendung spezifischer Fragebögen, Untersuchungstechniken, Überweisungen zum Spezialisten und eine apparative Diagnostik.

Die Erhebung einer Schlafanamnese ist anspruchsvoll. Um gezielte Fragen stellen zu können, ist Fachwissen erforderlich. Einfache Fragen nach dem Schlafvermögen, der Erholsamkeit des Nachtschlafs und nach der Tagesbefindlichkeit helfen schon erheblich weiter. Sie erlauben eine schnelle und kostengünstige Beurteilung von Schläfrigkeit und Wachheitsgrad. Offene Fragen ermöglichen es dem Patienten auch, seine Beschwerden zu beschreiben. Dabei sollte der Patient nicht unterbrochen werden, da er sich nur so ausreichend verstanden fühlt.

In der Regel berichten die Patienten aber nur über einen Teil ihrer Beschwerden. Daher ist in einem zweiten Anamneseschritt ein gezieltes Nachfragen wichtig. Zum Beispiel wird Tagesmüdigkeit oder Schläfrigkeit am Tag oft nicht mehr als störendes Symptom wahrgenommen, da diese Symptomatik schon lange andauert.

5 Schlafmedizinische Diagnostik im höheren Lebensalter

Merke

Das Fragen nach dem Schlaf und der Befindlichkeit ist die einfachste und kostengünstigste Form der Abklärung einer Schlafstörung. Es ist wichtig, überhaupt nach dem Schlafvermögen zu fragen.

Richtungsweisende Fragen sollten nach den Beschwerdekomplexen Insomnie (zu wenig Nachtschlaf), Hypersomnolenz (zu viel Schlaf), Parasomnie (verunstalteter Schlaf) und Schlaf-Wach-Rhythmusstörungen (verschobener Schlaf) gestellt werden. Zusätzliche Fragen erfassen die Dauer der Symptome, auslösende Faktoren (psychosoziale Belastungen bezüglich Beruf, Partnerschaft, Krankheiten, etc.), die Medikamenteneinnahme, Alkohol-, Drogen- und Nikotinkonsum, weitere psychische Störungen (Depression, Ängste, Psychose, Demenz, psychosomatische Störungen, etc.) und somatische Erkrankungen (Hypertonie, Herzrhythmusstörungen, Adipositas).

Nicht alle Schlafstörungen werden vom Patienten selbst wahrgenommen. Hier hilft die Befragung des Partners. Beispiele sind Schnarchen und Atemaussetzer im Schlaf, Bewegungsstörungen im Schlaf, Schlafwandeln, Zähneknirschen, auffällige motorische Phänomene im Schlaf, Vokalisationen oder eine Tag-Nacht-Umkehr.

Gerade Alleinlebende haben hier ein Problem, da niemand über Symptome berichten kann. Oft fallen diese Störungen erst während eines gemeinsamen Urlaubs oder auch anlässlich eines Krankenhausaufenthalts auf. Daher kommt bei der Diagnostik von Schlafstörungen im höheren Lebensalter gerade den Nachtschwestern und Nachtpflegern eine wichtige Bedeutung zu. Die dort gemachten Beobachtungen können den entscheidenden Hinweis geben. Dennoch gilt, wer keine Einschränkungen bezüglich Müdigkeit oder Schläfrigkeit am Tag hat, der hat in der Regel auch keine relevante Schlafstörung (Frohnhofen und Schlitzer 2014).

Subjektive Einschätzungen und objektive Messungen des Schlafs zeigen immer wieder diskrepante Ergebnisse. Einerseits wird Schläfrigkeit am Tag von Patienten, Angehörigen und Ärzten oder Pflegepersonen nicht als Problem wahrgenommen und als altersnormal akzeptiert. Andererseits geht subjektiv die Erinnerung an einen normalen Zustand verloren, wenn Schläfrigkeit schon über einen langen Zeitraum besteht. Daher reicht die Erhebung der Schlafanamnese als alleiniges Verfahren zur Abklärung einer Schlafstörung nicht aus. Hier helfen standardisierte und validierte Fragebögen weiter.

Die Erhebung einer Schlafanamnese kann auch an Mitarbeiter delegiert werden oder im Rahmen eines geriatrischen Assessments durch Fachpflegekräfte oder Therapeuten erhoben werden.

5.2 Strukturierte Anamnese und Fragebögen

Als nächster Abklärungsschritt einer Schlafstörung folgt die Verwendung eines Fragebogens, der geeignete Screeningfragen enthält und so das breite Spektrum der Schlafstörungen weitestgehend abdecken kann (▶ Tab. 5.2). Zudem kann mit der Hilfe eines solchen Fragebogens bereits eine Verdachtsdiagnose gestellt werden (Bloom et al. 2009).

Tab. 5.2: Konsentierter Kurzfragebogen zur strukturierten Erhebung der Schlafanamnese bei alten Menschen (auf Grundlage von Bloom et al. 2009, S. 764)

Screeningfragen bei vermuteter Schlafstörung im höheren Lebensalter	mögliche Schlafstörung
Um wie viel Uhr gehen Sie normalerweise zu Bett?	• Störung des zirkadianen Rhythmus • Schlafhygiene
Zu welcher Uhrzeit erwachen Sie morgens normalerweise?	• Störung des zirkadianen Rhythmus • Früherwachen bei Insomnie (Schlaflosigkeit) • Schlafhygiene

Tab. 5.2: Konsentierter Kurzfragebogen zur strukturierten Erhebung der Schlafanamnese bei alten Menschen (auf Grundlage von Bloom et al. 2009, S. 764) – Fortsetzung

Screeningfragen bei vermuteter Schlafstörung im höheren Lebensalter	mögliche Schlafstörung
Fällt es Ihnen häufig schwer, einzuschlafen?	• Insomnie • Einschlafstörung
Wie oft wachen Sie in der Nacht auf?	• Insomnie • Durchschlafstörung
Wenn Sie nachts aufwachen, fällt es Ihnen schwer, wieder einzuschlafen?	• Insomnie
Schnarchen Sie nachts?	• schlafbezogene Atmungsstörung
Haben Sie Atempausen während des Schlafs?	• schlafbezogene Atmungsstörung
Bewegen Sie sich nachts heftig im Bett oder treten Sie um sich?	• Bewegungsstörungen im Schlaf, • REM-Schlaf-bezogene Verhaltensstörungen
Wissen Sie, ob Sie im Schlaf essen, umherlaufen, treten oder schreien?	• Parasomnien (Bewegungsstörungen im Schlaf)
Fühlen Sie sich tagsüber überwiegend müde oder schläfrig?	• Hinweis auf gestörten oder nicht erholsamen Schlaf (Schlafmenge, Schlafqualität)
Schlafen Sie mehrfach tagsüber ein?	• Hypersomnie (Schläfrigkeit)
Kommt es vor, dass Sie tagsüber einschlafen, ohne dies zu wollen?	• Hypersomnie
Wie viel Schlaf benötigen Sie, um sich wach und leistungsfähig zu fühlen?	• individuell empfundener Schlafbedarf
Nehmen Sie Präparate, um Ihren Nachtschlaf zu verbessern?	• Hinweis auf Insomnie

5.3 Schlaftagebuch

In der Diagnostik von chronischen Schlafstörungen stellen Schlaftagebücher ein unverzichtbares Instrument zur Erfassung von Problemen mit dem Schlaf dar.

Schlaftagebücher werden meist in Form eines Wochenprotokollblatts geführt. In dieses Blatt trägt der Patient jeden Abend und jeden Morgen seine Bettgeh- bzw. Aufstehzeit, die geschätzte Einschlafdauer, die Aufwachhäufigkeit, die nächtliche Wachdauer, die Gesamtschlafdauer und die Erholsamkeit des Schlafs ein. Weiterhin werden die Tagesbefindlichkeit und die Leistungsfähigkeit, die Dauer eines Mittagsschlafs und der Alkoholkonsum am Abend sowie die Einnahme von Schlafmitteln dokumentiert. Dieser Fragebogen soll vom Patienten über wenigstens eine Woche, besser über zwei Wochen geführt werden. Nur dann werden auch valide Daten generiert.

Zur Motivierung des Patienten für eine solche Selbstbeobachtung erfolgt ein erklärender Hinweis wie »um einen genaueren Einblick in das Ausmaß und die Ursachen Ihrer Schlafbeschwerden zu bekommen, möchte ich Sie bitten, zunächst diesen Fragebogen sorgfältig auszufüllen«.

Für den behandelnden Arzt stellt das Schlaftagebuch bei geringem Zeit- und Kostenaufwand eine reichhaltige Informationsquelle dar, die ihm Aufschluss über die Symptomatik und das Ausmaß der Beschwerden gibt. Aus dem Gesamtbild des Schlaftagebuchs lassen sich weiterhin differenzialdiagnostische Hinweise ableiten, z. B. der Verdacht auf Hypersomnolenz bei mangelnder Erholsamkeit des Schlafs trotz ausreichender Schlafdauer oder z. B. der Verdacht auf eine depressive Grunderkrankung bei regelmäßigem frühmorgendlichen Erwachen und morgendlichem Stimmungstief.

Eine der wichtigsten Informationen, die das Schlaftagebuch bietet, besteht in den Hinweisen darauf, ob der Patient durch eine mangelnde Schlafhygiene zur Aufrechterhaltung seiner Schlafprobleme selbst beiträgt. Hierzu gehören beispielsweise der gerade in der Selbsteinschätzung häufig bagatellisierte, in den Schlaftagebüchern aber dokumentierte regelmäßige moderate Alkoholkonsum am Abend, die Dauer und der Zeitpunkt des Mittagsschlafs, unregelmäßige Bettgeh- und Aufstehzeiten sowie die Dauer der Bettliegezeit insgesamt.

Nicht selten stellen sich z. B. die Schlafbeschwerden älterer Patienten als Folge zu langer (häufig zehnstündiger) Bettliegezeiten dar. Entsprechende Auffälligkeiten sollten mit dem Patienten besprochen, ihre Auswirkung auf den Schlaf erklärt und der Patient zu einer dauerhaften Verhaltensänderung motiviert werden. Der Erfolg therapeutischer Maßnahmen kann durch das Schlaftagebuch kontrolliert werden.

Weiterhin macht das Führen eines Schlaftagebuchs den Patienten zum »Wissenschaftler in eigener Sache«. Und dies hat oft schon einen therapeutischen Effekt: chronische Insomniker neigen dazu, das Ausmaß ihrer Schlafstörung im Sinne eines depressiven Wahrnehmungs- und Denkstils zu überschätzen bzw. zu katastrophisieren. Entsprechend fallen Globalschätzungen von Patienten z. B. bezüglich ihrer durchschnittlichen Schlafdauer regelmäßig schlechter aus, als in apparativen Messungen dokumentiert.

Das Ausfüllen des Schlaftagebuchs kann hier eine erste beruhigende Relativierung darstellen. Auch bei Schwankungen des Ausprägungsgrads der Schlafbeschwerden kann der Patient für sich selbst abklären, ob psychische Belastungen (Tagesereignisse, Stress, Wochentageffekte) seinen Schlaf beeinflussen.

Gerade ältere Menschen sind aufgrund von kognitiven oder physischen Problemen oft nicht mehr in der Lage, solche Aufzeichnungen selbst durchzuführen. Hier können diese Aufgaben auch von Angehörigen oder von einer Pflegeperson vorgenommen werden. Damit eignen sich Schlaftagebücher auch für geriatrische Patienten, Heimbewohner oder Demenzkranke. Die gewonnenen Informationen bieten einen Einblick in Qualität, Quantität und Schlaf-Wach-Verhalten sowie eine Aufzeichnung der Faktoren, die bekanntermaßen den Schlaf und Wachzustand stören.

Das Schlaftagebuch ist eine nützliche Informationsquelle für die Diagnose und Behandlung schlechter Schlafhygiene, unzureichenden Schlafs und Störungen des zirkadianen Rhythmus. Des Weiteren ist das Schlaftagebuch nützlich zur Überwachung der Wirksamkeit einer Therapie. Diese Daten alleine können Patienten und Betreuungspersonen bei der Selbstdiagnose helfen und das Bewusstsein für Faktoren erhöhen, die einen erholsamen Schlaf möglicherweise beeinträchtigen. Nachfolgend sind wichtige Punkte aufgeführt, die ein Schlaftagebuch enthalten sollte:

- Aktivitäten am Tag
- Rituale vor dem Zubettgehen
- Schlafphasen am Tag (Häufigkeit, Dauer)
- Alkohol- oder Kaffee
- Mahlzeiten (Zeitpunkt, Art und Umfang)
- Müdigkeit (sehr, etwas, kaum, wach)
- Stress vor dem Zubettgehen (keiner, etwa, mäßig, stark)
- aktuelle Medikation
- Aktivitäten in der letzten Stunde vor dem Zubettgehen
- Bettgehzeit
- Einschlaflatenz
- Unterbrechungen des Schlafs
- subjektive Schlafqualität
- Gesamtschlafzeit
- Zeitpunkt des Erwachens
- Aufstehzeit

Merke

Schlaftagebücher sind eine sehr wichtige Hilfe bei der Diagnostik, Differenzialdiagnostik, Therapiekontrolle und Verlaufsbeobachtung von Schlafstörungen. Schlaftagebücher sollten über wenigstens zwei Wochen geführt werden.

5.3.1 Abend- und Morgenprotokoll (Kurzversion)

Dieser Fragebogen gibt einen Überblick über das Schlaf-Wachverhalten von zwei Wochen und eignet sich daher vor allem für die Verwendung in der Anamnese sowie bei Verlaufs- und Kontrollmessungen.

5.3.2 Abend- und Morgenprotokoll (Standardversion)

Dieser Fragebogen erfasst ausführlich das Schlaf-Wach-Verhalten eines ganzen Tages. Er ist vor allem zur Erfassung der subjektiven Beurteilung des Schlafs während der Untersuchungsnächte in einem Schlaflabor geeignet.

5.4 Spezifische Schlaffragebögen

Mit Hilfe zahlreicher Fragebögen können Störungen des Schlafs spezifisch erfasst und auch semiquantitativ bewertet werden (Homepage www.dgsm.de). Grundsätzlich muss vor der Anwendung eines spezifischen Fragebogens geprüft werden, ob dieses Instrument für die jeweils vorgesehene Anwendung überhaupt validiert wurde. Nur so kann sichergestellt werden, dass auch die erzielten Resultate valide und verwendbar sind. Zahlreiche der für mittelalte Personen entwickelten Fragebögen enthalten Items, die für ältere Menschen, Heimbewohner oder geriatrische Patienten nicht geeignet sind. Hier sind entsprechende Anpassungen der Fragebögen erforderlich (Frohnhofen et al. 2009). Auch muss bedacht werden, dass ältere Menschen oft aufgrund körperlicher oder geistiger Probleme nicht mehr in der Lage sind, einen Fragebogen inhaltlich zu verstehen oder auszufüllen. Hier kann ein solcher Fragebogen auch mit Hilfe von Angehörigen oder ganz als Fremdbeurteilungsinstrument angewendet werden. Diese Art der Anwendung muss aber besonders gekennzeichnet werden.

5.4.1 Pittsburgh Sleep Quality Index (PSQI)

Der Pittsburgh Sleep Quality Index (PSQI) ist ein Fragebogen zur Erfassung der subjektiven Schlafqualität. Der PSQI erfragt retrospektiv die

5.4 Spezifische Schlaffragebögen

Häufigkeit schlafstörender Ereignisse, die subjektive Einschätzung der Schlafqualität, die üblichen Schlafzeiten, die Einschlaflatenz und die Schlafdauer, die Einnahme von Schlafmitteln sowie die durchschnittliche Tagesmüdigkeit über einen Zeitraum von vier Wochen (Buysse et al. 1991). Fünf Fragen richten sich an den Bettpartner. Damit enthält der PSQI eine Fremdbeurteilungskomponente. Insgesamt werden 19 Items zur quantitativen Auswertung herangezogen und sieben eigenständigen Komponenten zugeordnet, die jeweils einen Wertebereich von 0 bis 3 annehmen können. Die sieben Komponenten des PSQI lauten Schlafqualität, Einschlaflatenz, Schlafdauer, Schlafeffizienz, Schlafstörungen, Schlafmedikation und Tagesbefindlichkeit.

Der Gesamtscore ergibt sich aus der Summation der Scores der jeweiligen Komponenten. Der Summenscore umfasst einen Bereich von 0 bis 21, wobei höhere Werte einem schlechteren Schlaf entsprechen. Es besteht ein empirisch bestimmter Cutoff-Wert von 5, der eine Einteilung in »gute« und »schlechte« Schläfer erlaubt. Das Überschreiten dieses Grenzwerts gilt mit einer Sensitivität von fast 90 % und einer Spezifität von fast 87 % als pathologisch (Buysse et al. 1989).

Eine Differenzialdiagnose der verschiedenen Schlafstörungen leistet der PSQI nicht, jedoch erlaubt er dem Kliniker anhand der einzelnen Fragen eine schnelle Übersicht über die Art und das Ausmaß der Störungsproblematik. Darüber hinaus ist der PSQI gut zur Veränderungsmessung bei Insomnien geeignet.

Der PSQI wurde auch für ältere Menschen (Beaudreau et al. 2012; Janssen et al. 2017; Spira et al. 2012), nicht jedoch für geriatrische Patienten validiert. Der Bogen kann in deutscher Sprache von der Homepage der DGSM kostenlos heruntergeladen werden (www.dgsm.de).

5.4.2 Berlin-Fragebogen

Der Berlin-Fragebogen ist ein validiertes Screening-Instrument für die Wahrscheinlichkeit des Vorliegens einer obstruktiven Schlafapnoe (Spira et al. 2012). Basierend auf den Antworten bewertet der Fragebogen auf einer 10-Punkte-Skala das Risiko (hoch oder niedrig) für das Vorliegen einer obstruktiven Schlafapnoe. Der Fragebogen besteht aus den Kategorien:

- Schnarchen
- Schläfrigkeit am Tag
- Übergewicht (BMI > 30 kg/m²)
- hoher Blutdruck

Der Berlin-Fragebogen zeigte bei mittelalten Personen eine Sensitivität von 62 % und eine Spezifität von 43 % für eine obstruktive Schlafapnoe (Ahmadi et al. 2008). Für geriatrische Patienten wurde dieser Fragebogen bisher nicht validiert. Aktuell erfolgt die Adaptation und Validierung dieses einfachen Fragebogens für geriatrische Patienten.

5.4.3 Epworth Sleepiness Scale (ESS)

Die Epworth-Schläfrigkeitsskala (Epworth Sleepiness Scale, ESS) ist ein klinisch und in der Forschung häufig eingesetztes Instrument zur Beurteilung der Schläfrigkeit am Tag (Johns 1991). Die Patienten sollen sich gedanklich in acht verschiedene Situationen hineindenken und auf einer vierstufigen Skala von 0 bis 3 angeben, wie hoch die Wahrscheinlichkeit ist, in dieser Situation einzuschlafen. Der Fragebogen ist einfach gehalten und kann vom Patienten selbst ausgefüllt werden. Der Summenscore aus den Bewertungen der acht Situationen gilt als Maß für die andauernde Schläfrigkeit eines Patienten. Als pathologisch wird ein Wert von 11 oder mehr Punkten angesehen.

Die ESS ist valide und hat eine hohe interne Konsistenz. Die Varianz wird von einer Hauptdimension bestimmt (Johns 1992). Auch für ältere Menschen wurde die ESS validiert und normiert (Beaudreau et al. 2012; Janssen et al. 2017), nicht jedoch für geriatrische Patienten. In der Geriatrie bestehen erhebliche Anwendungsprobleme aufgrund von Verständnisschwierigkeiten und nicht gegebener Eignung einzelner Variablen, da sie die Alltagswirklichkeit dieser Patienten nicht mehr abbilden (Frohnhofen et al. 2009; Onen et al. 2013).

5.4.4 Die Stanford Sleepiness Scale (SSS)

Die Stanford-Sleepiness-Scale (SSS) wird zur Erfassung von subjektiver Schläfrigkeit verwendet (Hoddes et al. 1973). Der Patient wird aufgefordert, aus sieben vorgegebenen Zuständen der Schläfrigkeit denjenigen Zustand auszuwählen, der aktuell seine Verfassung am besten beschreibt. Die SSS kann alle 15 Minuten angewendet werden, um so mikrolongitudinal den Verlauf von Schläfrigkeit zu erfassen. Die aus vier Angaben gebildeten stündlichen Mittelwerte werden verwendet, um Änderungen der Schläfrigkeit zu erfassen. Dabei gilt bei nicht geriatrischen Patienten eine Änderung von drei Stufen auf der siebenstufigen Skala als relevant. In einer Validierungsstudie war die SSS sensitiv für die Effekte des Schlafentzugs und den Ergebnissen in kognitiven Leistungstests (Glenville und Broughton 1978). Bei Patienten mit Trait-Sleepiness fand sich in der SSS kein Unterschied zu Normalpersonen (Roth et al. 1980). Für alte Menschen oder geriatrische Patienten wurde die SSS nicht validiert.

5.4.5 Die Karolinska Sleepiness Scale (KSS)

Die Karolinska-Sleepiness-Scale (KSS) umfasst neun Stufen (Akerstedt und Gillberg 1990). Die Probanden benennen dabei die Stufe, die ihre in den letzten zehn Minuten empfundene Schläfrigkeit am besten wiedergibt. Mit der KSS können kurzzeitige Änderungen der Schläfrigkeit im Tagesverlauf abgebildet werden. Die Angaben in der KSS korrelieren mit elektroenzephalographischen Parametern und dem Aktivitätsniveau (Kaida et al. 2006a). Die KSS wurde nicht für alte Menschen oder geriatrische Patienten validiert.

5.4.6 Das Sleep Wake Activity Inventory

Das Sleep Wake Activity Inventory (SWAI) wurde entwickelt, um die Multidimensionalität von Schläfrigkeit zu erfassen (Rosenthal et al. 1993). Das Inventar umfasst 59 Items und jedes dieser Items wird auf einer neunstufigen Skala von 1 (immer) bis 9 (nie) bewertet. Der Patient soll dabei den Zeitraum der letzten Woche bewerten. Das SWAI wurde mithilfe des multiplen Schlaflatenztests (MSLT) extern validiert. Das SWAI wurde jedoch nicht für geriatrische Patienten validiert. Unterskalen des SWAI sind die Daytime Sleepiness Scale (DSS) und die Nocturnal Sleep Onset Scale (NSOS).

5.4.7 Essener Fragebogen Alter und Schläfrigkeit (EFAS)

Die in der Schlafmedizin verfügbaren Instrumente wurden nie für geriatrische Patienten validiert. Der Essener Fragebogen Alter und Schläfrigkeit (EFAS) wurde daher als Fremdbeurteilungsskala speziell für geriatrische Patienten entwickelt und gilt auch bisher nur für stationär akutgeriatrisch behandelte Patienten.

Fremdbeurteilungsskalen haben den Vorteil, dass sie auch bei Personen eingesetzt werden können, die aufgrund kognitiver Probleme nicht in der Lage sind, eine valide Selbsteinschätzung vorzunehmen oder einen Fragebogen zu beantworten. Der Nachteil von Fremdbeurteilungsbögen ist immer die subjektive Komponente des Beurteilers, der zudem den Patienten gut kennen sollte. Gerade für die Geriatrie, wo häufig Menschen mit erheblichen Behinderungen behandelt werden, bietet sich der Einsatz einer solchen Fremdbeurteilungsskala an.

Der EFAS erfasst Tagesschläfrigkeit. Die Wachheit des Patienten wird während bestimmter Tageszeiten über einen Zeitraum von einer Woche durch Bezugs- oder Pflegepersonen beobachtet. Die Bewertung erfolgt qualitativ bezüglich Häufigkeit von Schlafphasen am Tag auf einer fünfstufigen Skala (0–4) und der Schlaftiefe – geschätzt anhand der Erweckbarkeit – auf einer vierstufigen Skala (0–3). Beide Werte werden miteinander multipliziert und ergeben dann einen Gesamtwert als Parameter für Tagesschläfrigkeit (Frohnhofen et al. 2013).

Der EFAS wurde in einer geriatrischen Klinik an 150 Patienten validiert und zeigt akzeptable Gütekriterien. Eine externe Validierung erfolgte mittels Pupillographie und ergab auch hier eine gute Korrelation (Frohnhofen et al. 2013). Ein Cutoff-Wert existiert nicht. Der Bogen kann in deutscher Sprache von der Homepage der DGSM kostenlos heruntergeladen werden (www.dgsm.de).

6 Klassifikation von Schlafstörungen

Zu den alterstypischen Veränderungen des Schlafs können primäre Schlafstörungen hinzutreten und ein komplexes klinisches Bild erzeugen. So zeigen epidemiologische Studien, dass die Prävalenz von primären Schlafstörungen im höheren Lebensalter hoch ist (Ohayon 2004). Mehr als die Hälfte der älteren Menschen berichten von einer regelmäßigen Unterbrechung ihres Nachtschlafs, etwa 45 % haben nächtliche Bewegungsstörungen (Ancoli-Israel et al. 1991b), fast ein Drittel klagt über eine Insomnie, ein Fünftel über Früherwachen (Foley et al. 1995) und etwa 12 % leiden an einem Restless-Legs-Syndrom (Allen et al. 2003). Schlafstörungen können nur bei eindeutiger Diagnose und Klassifikation erfolgreich behandelt werden.

Für die Einteilung und Klassifikation von Krankheiten sind mehrere Schemata verfügbar. Hierzu zählen unter anderem die International Classification of Diseases (ICD) in ihrer aktuell 11. Fassung oder das Diagnostic and Statistical Manual of Mental Disorders in seiner aktuell 5. Auflage der American Psychiatric Association (DSM V) (Black und Grant 2014). Beide Systeme führen auch Schlafstörungen auf, sind aber in ihrer Systematik nicht identisch.

Für die Klassifikation von Schlafstörungen wurde die Internationale Klassifikation der Schlafstörungen (International Classification of Sleep Disorders, ICSD-3) von der Amerikanischen Akademie für Schlafmedizin (AASM) publiziert, die seit März 2014 in ihrer 3. Version vorliegt (Ito und Inoue 2015). Die ICSD-3 ist die für Schlafmediziner relevanteste Klassifikation der Schlafstörungen und umfasst sechs Hauptgruppen, die nachfolgend aufgeführt sind. Diese Gruppen unterscheiden nicht nach dem Lebensalter, funktionellen oder kognitiven Problemen und gelten damit auch für alte Menschen, Heimbewohner und geriatrische Patienten.

6 Klassifikation von Schlafstörungen

Hauptgruppen der Schlafstörungen nach ICSD-3 (Ito und Inoue 2015):

1. Insomnie
2. schlafbezogene Atmungsstörungen
3. zentrale Hypersomnie-Syndrome
4. Störungen des zirkadianen Rhythmus
5. Parasomnien
6. schlafbezogene Bewegungsstörungen
7. sonstige Schlafstörungen

Die diagnostischen Kriterien nach der ICSD-3 für die jeweiligen Schlafstörungen werden im Folgenden näher erläutert.

6.1 Insomnie

Eine Insomnie liegt vor, wenn trotz ausreichender Gelegenheit zum Schlafen andauernd Probleme beim Einschlafen, Durchschlafen, der Qualität oder der Erholsamkeit des Schlafs auftreten und diese zu Problemen im Alltag führen. Damit müssen für die Diagnose einer Insomnie drei Kernbedingungen erfüllt sein (Ito und Inoue 2015):

1. ausreichende Möglichkeit schlafen zu können
2. Probleme mit dem Nachtschlaf
3. ungünstige Auswirkungen auf die Tagesbefindlichkeit

In der ICSD-3 erfolgt keine Unterscheidung mehr zwischen einer primären Insomnie – ohne identifizierbare Ursache – und einer sekundären Insomnie – mit vermeintlicher Ursache –, da eine sichere Zuordnung streng genommen gar nicht möglich ist und aufgrund von Konditionierungseffekten Überlagerungen zwischen einer (nach bisheriger Klassifikation) primären und einer sekundären Insomnie auftreten. Auch die bisher übliche Unterteilung der primären Insomnie in verschiedene Subtypen wird nicht weiter aufrechterhalten, da es schwierig ist, diese Subtypen klinisch verlässlich zu diagnostizieren, Überschneidungen und Koinzidenzen häufig sind und diese Unterschiede für die Behandlung keine Relevanz haben.

Bestehen Erkrankungen, für die klinisch ein Zusammenhang vorzuliegen scheint, so sollten diese zusätzlich aufgeführt werden, zum Beispiel Insomnie bei depressiver Episode oder bei Schmerz. Nachfolgend sind die Kriterien für die Diagnose einer Insomnie nach der ICSD-3 aufgeführt (Ito und Inoue 2015).

Diagnostische Kriterien für eine Insomnie gem. ICSD-3 (Ito und Inoue 2015)

Die Kriterien A bis F müssen für die Diagnose erfüllt sein:

A. Der Patient oder seine Bezugspersonen berichten über eines oder mehrere der folgenden Phänomene:
1. Probleme Einzuschlafen
2. Probleme Durchzuschlafen
3. Früherwachen
4. Schwierigkeit, zu adäquaten Zeiten zu Bett zu gehen
5. Schwierigkeiten, ohne Einflussnahme durch Bezugspersonen zu schlafen

B. Der Patient oder seine Bezugspersonen berichten über eines oder mehrere der folgenden Phänomene bezüglich des Nachtschlafs:
1. Fatigue
2. Beeinträchtigungen von Aufmerksamkeit, Konzentrationsvermögen oder Gedächtnisleistung am Tag
3. beeinträchtigte soziale, familiäre oder berufliche Leistungsfähigkeit
4. Stimmungsschwankungen
5. Tagesschläfrigkeit
6. Verhaltensstörungen wie Impulsivität, Überaktivität, Aggressivität
7. reduzierte Eigeninitiative oder Motivation

8. erhöhte Fehlerrate bei täglichen Verrichtungen
9. Sorgen über das eigene Schlafvermögen
C. Die Störung kann nicht durch Umwelt- oder Umgebungsfaktoren erklärt werden
D. Die Störungen treten wenigstens dreimal pro Woche auf
E. Die Störungen dauern wenigstens drei Monate an
F. Die Störungen können nicht durch eine andere Schlafstörung erklärt werden

Merke

Die Kriterien zur Diagnose einer Insomnie machen auch deutlich, dass das alleinige Berichten von Schlaflosigkeit nicht zur Diagnosestellung ausreicht. Zusätzlich müssen Beeinträchtigungen der Tagesbefindlichkeit vorliegen und die Symptomatik muss eine Mindesthäufigkeit und eine Mindestdauer aufweisen.

Dies ist wichtig, damit nicht vorschnell die Diagnose einer Insomnie gestellt und möglicherweise inadäquat behandelt wird.

6.2 Schlafbezogene Atmungsstörungen

6.2.1 Obstruktive Schlafapnoe

Die Gruppe der obstruktiven schlafbezogenen Atmungsstörungen umfasst ein Kontinuum von Phänomenen, deren gemeinsames Charakteristikum eine Behinderung des Atemgasflusses in den oberen Atemwegen (Hypopharynx) ist. Die mildeste Form der obstruktiven schlafbezogenen Atmungsstörung ist das einfache Schnarchen ohne übermäßige Belastung der Atemmechanik und ohne Aufwachereignisse (Arousals). Die

Betroffenen zeigen keine Tagessymptomatik und das Schnarchen stellt ein rein kosmetisches Problem dar.

Treten Aufwachereignisse hinzu, wird also der Nachtschlaf unterbrochen, dann stellt sich eine Tagessymptomatik in Form von Tagesmüdigkeit, Schläfrigkeit am Tag oder unerholsamem Nachtschlaf ein. Es besteht kein einfaches Schnarchen mehr, sondern ein obstruktives Schnarchen. Man spricht von einem sogenannten Upper Airway Resistance Syndrome (UARS). Dabei verursacht ein leichter, aber relevanter Kollaps im Bereich des Hypopharynx eine leichte mechanische Behinderung des Atemgasflusses in den oberen Atemwegen. Die Kriterien für eine Hypopnoe oder Apnoe werden aber noch nicht erfüllt. Dennoch wird die Atemmechanik belastet und triggert Aufwachereignisse und eine Schlaffragmentation. Respiratorische Arousals, sog. Respiratory Effort Related Arousals (RERAs), treten auf und charakterisieren dieses Syndrom. Die Betroffenen zeigen typischerweise eine Tagessymptomatik, haben aber noch keine Atempausen in der polygraphischen Messung. Bei der Polysomnographie zeigt das Elektroenzephalogramm aber Aufwachereignisse und eine Schlaffragmentation.

Bei einem sich weiter verengenden Hypopharynx treten dann Hypoventilationen und vollständige Atemstillstände (Apnoen) im Schlaf auf. Bei erhaltenem Atemantrieb atmet der Patient frustran gegen seine (fast) verschlossene Kehle an. Der Atemgasfluss ist stark behindert und nur durch ein Erwachen tonisiert sich der Hypopharynx und der Atemgasfluss wird wieder möglich. Mit dem unmittelbar anschließenden Einschlafen wiederholt sich dieser Zyklus immer wieder in der Nacht. Der Nachtschlaf verliert seine roborierende Funktion und wird unerholsam, da er mehrere hundert Mal kurzzeitig unterbrochen wird. Diese Unterbrechungen können am Morgen nicht erinnert werden, da sie jeweils nur wenige Sekunden andauern. Klinisch zeigen die Betroffenen ein breites Spektrum an Symptomen, so wie im Folgenden aufgelistet.

Für die Geriatrie ist es wichtig zu wissen, dass gerade viele Menschen mit Demenz an einer obstruktiven Schlafapnoe leiden und auch die im Folgenden aufgeführten Symptome einer obstruktiven Schlafapnoe zeigen, dass aufgrund ihrer Erkrankung oft keine verlässlichen anamnestischen Angaben mehr gemacht werden können.

> **Diagnostische Kriterien für eine obstruktive Schlafapnoe gem. ICSD-3 (Ito und Inoue 2015)**
>
> Kriterien A und B gemeinsam oder Kriterium C alleine müssen erfüllt sein:
>
> A. Vorhandensein wenigstens eines der folgenden Symptome
>   1. Tagesschläfrigkeit, unerholsamer Schlaf, Fatigue, Insomnie
>   2. Erwachen mit Atempausen, Röcheln oder Würgen
>   3. fremdanamnestisch Bericht von Schnarchen, Atempausen oder beidem im Schlaf
>   4. Komorbiditäten wie Hypertonie, depressive Episode, Hirnleistungsstörung, Koronarerkrankung, Schlaganfall, Herzinsuffizienz, Vorhofflimmern oder Typ-2 Diabetes mellitus
> B. Polysomnographie oder nicht-Labor-gestützte Messung zeigt fünf oder mehr obstruktive Atemereignisse (Apnoe, Hypoypnoe, respiratorische Arousals) pro Stunde
> C. Polysomnographie oder nicht-Labor-gestützte Messung zeigt 15 oder mehr obstruktive Atemereignisse pro Stunde

Merke

Die oben genannten Kriterien zeigen auch, dass zur Diagnose einer obstruktiven Schlafapnoe nicht mehr zwingend eine Polysomnographie im Schlaflabor gefordert wird. Hier reicht bei ausreichend schwerem Befund eine polygraphische Messung. Dies ist insbesondere für die schlafmedizinische Abklärung alter Menschen oder geriatrischer Patienten wichtig, da diese oft die umfangreiche körpernahe Ableittechnik eines Schlaflabors nicht tolerieren.

Eine schlafbezogene Hypoventilation führt immer zu einer Erhöhung des Kohlendioxidpartialdrucks in der Nacht. Daher ist diese Messung zur Diagnosestellung erforderlich. Patienten mit einem Adipositas-

Hypoventilations-Syndrom zeigen auch am Tag erhöhte Kohlendioxidpartialdrucke.

6.2.2 Zentrale Schlafapnoe

Atemstillstände bei fehlendem Atemantrieb werden zur Gruppe der zentralen schlafbezogenen Atmungsstörungen zusammengefasst. Die Pathophysiologie ist unterschiedlich. Im Folgenden werden die jeweiligen Diagnosekriterien für die jeweiligen Formen zusammengefasst.

Bei alten Menschen ist am ehesten mit einer zentralen Schlafapnoe im Zusammenhang mit einer Herzinsuffizienz zu rechnen. Hier imponiert sie in Form einer periodischen (Cheyne-Stokes)Atmung. Auch bei dieser Atmungsstörung ist die Unterbrechung des Nachtschlafs durch kurze Aufwachereignisse ein wesentlicher Pathomechanismus. Klinisch führt dies zu Schlaflosigkeit (Insomnie) und/oder Tagesschläfrigkeit. Mit Behandlung der Herzinsuffizienz bessert sich die Cheyne-Stokes-Atmung und die hierdurch verursachte klinische Symptomatik nimmt ab. Aufgrund der Häufigkeit der Herzinsuffizienz bei alten Menschen sollte bei einer entsprechenden Symptomatik immer an das Vorliegen einer Cheyne-Stokes-Atmung gedacht werden. Nachfolgend sind die diagnostischen Kriterien hierfür aufgeführt (Ito und Inoue 2015). Die Abklärung erfolgt zunächst mit Hilfe einer polygraphischen Messung. Es ist wichtig, dabei zu berücksichtigen, dass die von Patienten mit Herzinsuffizienz beklagten Symptome wie Müdigkeit, Erschöpfung und geringe Belastbarkeit auch durch eine periodische Atmung modifiziert werden.

Diagnostische Kriterien für eine zentrale Schlafapnoe mit Cheyne-Stokes-Atmung gem. ICSD-3 (Ito und Inoue 2015)

Kriterien A oder B und C und D gemeinsam müssen erfüllt sein:

A. Vorliegen wenigstens eines der folgenden Symptome
  1. Tagesschläfrigkeit
  2. Insomnie

> 3. Erwachen mit Luftnot
> 4. Schnarchen
> 5. Atempausen
> B. Vorhofflimmern, Herzinsuffizienz oder neurologische Störung
> C. Befunde in der Polysomnographie (alle müssen vorhanden sein)
>   1. fünf oder mehr zentrale Apnoen oder Hypopnoen pro Stunde
>   2. über 50 % der Atemereignisse sind zentraler Natur
>   3. das Atemmuster entspricht einer Cheyne-Stokes-Atmung
> D. Die Atmungsstörung kann durch keine andere Erkrankung oder Störung erklärt werden

Weitere Ursachen für eine zentrale Schlafapnoe sind Schädigungen des zentralen Nervensystems mit quantitativer Bewusstseinsstörung, Intoxikationen oder hohe Dosierungen von Sedativa oder Opiaten.

6.3 Zentrale Hypersomnie-Syndrome

Das gemeinsame Charakteristikum dieser Gruppe von Störungen ist eine ausgeprägte Einschlafneigung am Tag in Situationen, in denen üblicherweise Wachheit erwartet wird. Definitionsgemäß darf diese Schläfrigkeit nicht durch einen gestörten Nachtschlaf oder durch eine Störung des zirkadianen Rhythmus verursacht werden. Daher sind anderweitige Erklärungen für die Symptomatik ein Ausschlusskriterium.

Zu dieser Gruppe gehören die Narkolepsie Typ 1 und Typ 2, die idiopathische Hypersomnolenz, das Kleine-Levine-Syndrom, die Hypersomnolenz bei medizinischen oder psychiatrischen Erkrankungen, die Hypersomnolenz nach Medikamenteneinnahme oder Drogenmissbrauch, das Syndrom des ungenügenden Schlafs sowie die Normvariante des Langschläfers. Nachfolgend sind die diagnostischen Kriterien aufgeführt, mit denen das Vorliegen einer Narkolepsie Typ 1 und Typ 2 überprüft werden kann (Ito und Inoue 2015).

Diagnostische Kriterien für das Vorliegen einer Narkolepsie Typ 1 gem. ICSD-3 (Ito und Inoue 2015)

Kriterien A und B müssen erfüllt sein:

A. täglich auftretender impressiver Schlafdrang für wenigstens drei Monate
B. wenigstens eines der folgenden Kriterien
 1. Kataplexie und eine
  mittlere Einschlaflatenz < 8 Minuten im MSLT und
  zwei oder mehr REM-Schlafphasen bei Schlafbeginn im MSLT oder REM-Latenz < 15 Minuten bei der Polysomnographie
 2. Hypocretin-Konzentration im Liquor < 110 pg/ml oder weniger als 1/3 des Normalwerts

---

Diagnostische Kriterien für das Vorliegen einer Narkolepsie Typ 2 gem. ICSD-3 (Ito und Inoue 2015)

Kriterien A bis E müssen erfüllt sein:

A. täglich auftretender impressiver Schlafdrang für wenigstens drei Monate
B. mittlere Einschlaflatenz < 8 Minuten im MSLT und zwei oder mehr REM-Schlafphasen bei Schlafbeginn im MSLT oder REM-Latenz < 15 Minuten bei der Polysomnographie
C. keine Kataplexie
D. keine Bestimmung von Hypocretin im Liquor *oder* wenn bestimmt, dann Werte > 110 pg/ml oder > 1/3 des Normalwertes
E. keine andere Erklärung für die Symptomatik

Neu in der ICSD-3 ist die Einführung von zwei Typen der Narkolepsie, die sich im Wesentlichen durch die Hypocretinkonzentration im Liquor unterscheiden.

Diagnostische Kriterien für das Vorliegen einer idiopathischen Hypersomnie gem. ICSD-3 (Ito und Inoue 2015)

Kriterien A bis F müssen erfüllt sein:

A. täglich auftretende Phasen mit starkem Schlafbedürfnis über einen Zeitraum von wenigstens drei Monaten
B. keine Kataplexie
C. weniger als zwei REM-Perioden beim Einschlafen während eines MSLTs
D. Vorliegen wenigstens eines der folgenden Symptome
   1. mittlere Einschlaflatenz im MSLT < 8 Minuten
   2. Gesamtschlafzeit über 24 Stunden > 660 Minuten
E. Syndrom des nicht ausreichenden Schlafs wurde ausgeschlossen
F. keine andere Erklärung für die Symptomatik

6.4 Störungen des zirkadianen Rhythmus

Diese Störungen zeigen eine Veränderung im Bereich der inneren Uhr und ein Abweichen vom 24-Stunden-Rhythmus. Diagnostisch ist es dabei wichtig, dass die betroffenen Personen in der Regel einen erhaltenen 24-Stunden-Rhythmus zeigen, dieser aber in Bezug auf äußere Zeitgeber – wie der Tag-Nacht-Wechsel – verschoben ist. Die Gesamtschlafzeit ist normal und außerhalb der Schlafphase fühlen sich die Betroffenen wach und leistungsfähig. Symptome resultieren aus der in der Regel nicht gegebenen Kompatibilität mit den Bedarfen der Umwelt. Die an die Umwelt erzwungenen Rhythmen führen zu Schlafmangel mit den daraus resultierenden Symptomen. Aufgeführt sind nachfolgend die diagnostischen Kriterien, anhand derer das Vorliegen einer Störung des zirkadianen Rhythmus untersucht werden kann (Ito und Inoue 2015).

Diagnostische Kriterien für das Vorliegen einer Störung des zirkadianen Rhythmus gem. ICSD-3 (Ito und Inoue 2015)

Kriterien A bis C müssen alle erfüllt sein:

A. chronisches oder wiederkehrendes Schlaf-Wach-Muster infolge einer Störung der inneren Uhr
B. die Störung verursacht Schlaflosigkeit oder Tagesschläfrigkeit
C. die Störung belastet und beeinträchtigt

Zu den Störungen des zirkadianen Rhythmus werden die im Folgenden aufgeführten Syndrome gezählt (Ito und Inoue 2015). Beim Syndrom der verzögerten bzw. vorverlagerten Schlafphase sind die Abläufe in einer 24-Stunden-Periode normal, lediglich zeitverschoben, wobei für die Diagnose eine Verschiebung von wenigstens zwei Stunden gefordert wird. Ein irregulärer Rhythmus lässt keine sichere Periodizität mehr erkennen. Diese Störung findet sich unter anderem bei neurodegenerativen Erkrankungen wie Demenzen und ist daher besonders für die Altersmedizin relevant.

Störungen des 24-Stunden-Rhythmus, die die oben genannten Kriterien nicht erfüllen, werden zu den als nicht anders spezifizierbare Störungen zusammengefasst, die nachfolgend aufgeführt sind.

Zirkadiane Rhythmusstörungen gem. ICSD-3 (Ito und Inoue 2015)

1. Syndrom der verzögerten Schlafphase
2. Syndrom der vorverlagerten Schlafphase
3. irregulärer Schlaf-Wach-Rhythmus
4. Nicht-24-Stunden-Rhythmus

5. Schichtarbeiter-Syndrom
6. Jet-lag-Syndrom
7. gestörter zirkadianer Rhythmus, nicht anders spezifizierbar

Die Diagnose der einzelnen Störungen wird durch die genaue Erhebung der Anamnese und durch die Verhaltensbeobachtung gestellt. Unterstützt wird die Diagnostik durch das Führen von Schlaftagebüchern oder apparativ durch den Einsatz von Aktometern.

6.5 Parasomnie

Als Parasomnie werden komplexe Bewegungs- oder Verhaltensmuster im Schlaf bezeichnet, die zu Beginn oder während des Schlafs sowie in Verbindung mit einem Aufwachereignis auftreten. Parasomnien werden in jedem Schlafstadium beobachtet. Parasomnien imponieren als Bewegungen, Verhalten, Gefühlsregungen, Träume oder vegetative Reaktionen. Die Phänomene sind potenziell gefährlich, da sich die Betroffenen oder deren Partner verletzen können. Die ICSD-3 benennt zehn Hauptkategorien von Parasomnien. Nur die REM-Schlaf-bezogenen Verhaltensstörungen erfordern für die Diagnosestellung eine Videodokumentation. Diagnostische Kriterien zur Beurteilung von REM-Schlaf-bezogenen Verhaltensstörungen sind in dem nachfolgenden Informationskasten enthalten.

Die folgenden Parasomnien werden in der ICSD-3 aufgeführt (Ito und Inoue 2015):

1. **NREM-bezogene Parasomnien**
   a. Arousalstörungen
   b. konfusionelle Arousals
   c. Schlafwandeln

d. Pavor nocturnus
  e. schlafbezogene Essstörung
2. **REM-bezogene Parasomnien**
  a. REM-Schlaf-bezogene Verhaltensstörungen
  b. isolierte Schlafparalyse
  c. Alpträume
3. **andere Parasomnien**
  a. Syndrom des explodierenden Kopfes
  b. schlafbezogene Halluzinationen
  c. Enuresis
  d. Parasomnien bei medizinischen Problemen
  e. Parasomnie infolge Medikation
  f. unspezifische Parasomnien
4. **einzelne Symptome und Normvarianten**
  a. Reden im Schlaf

Diagnostische Kriterien für das Vorliegen REM-Schlaf-bezogener Verhaltensstörungen gem. ICSD-3 (Ito und Inoue 2015)

Kriterien A bis D müssen alle erfüllt sein:

A. wiederholte Phasen von akustischen Lauten oder komplexer Bewegungsmuster
B. Auftreten während des REM-Schafs (Polysomnogaphie) oder mutmaßlich während des REM-Schlafs
C. Dokumentation von REM-Schlaf ohne Muskelatonie (Polysomnographie)
D. keine andere erklärende Ursache

Bruxismus ist das Knirschen der Zähne im Schlaf. Nachfolgend sind die diagnostischen Kriterien aufgeführt, mit denen das Vorliegen von Bruxismus im Schlaf untersucht werden kann. Bruxismus kann tonisch oder phasisch auftreten. Symptome sind Schmerzen im Bereich der Kiefer und der Zähne. Therapeutisch können zum Schutz der Zähne durch den Zahnarzt Schienen angepasst werden.

Diagnostische Kriterien für Bruxismus im Schlaf gem. ICSD-3 (Ito und Inoue 2015)

Kriterien A und B müssen alle erfüllt sein:

A. häufiges Zähneknirschen während des Schlafs
B. Vorliegen wenigstens der folgenden Symptome
  1. Veränderungen der Zähne infolge von Zähneknirschen
  2. morgendliche Schmerzen im Bereich des Kiefers oder Kopfschmerzen

Diagnostische Kriterien für das Vorliegen einer Arousalstörung gem. ICSD-3 (Ito und Inoue 2015)

Kriterien A bis E müssen alle erfüllt sein:

A. wiederholte Phasen von unvollständigem Erwachen
B. fehlende oder inadäquate Reaktion auf Ansprechen
C. keine Traumbilder
D. keine Erinnerung an die Episode
E. keine andere Erklärung für die Symptomatik

Diagnostische Kriterien für das Vorliegen schlafbezogener Essstörungen gem. ICSD-3 (Ito und Inoue 2015)

Kriterien A bis D müssen alle erfüllt sein:

A. wiederkehrende Episoden von Essen nach einem Arousal während der Hauptschlafperiode
B. wenigstens eines der folgenden Symptome:
  1. Ingestion von Essen oder nicht Essbarem

2. beinahe oder tatsächliche Verletzung während des Essens oder Zubereitens von Essen
3. gesundheitliche Schäden als Folge der Störung
C. keine sichere Erinnerung an die Episode
D. keine andere Erklärung für die Symptomatik

6.6 Bewegungsstörungen im Schlaf

Das Hauptkriterium für die Diagnose von Bewegungsstörungen im Schlaf sind einfache, stereotype Wiederholungen von Bewegungen. Für die Diagnose wird zusätzlich gefordert, dass der Nachtschlaf durch diese Bewegungen gestört ist und Symptome wie Müdigkeit oder Schläfrigkeit am Tag vorliegen. Liegen keine belastenden Symptome vor, darf die Diagnose einer Bewegungsstörung im Schlaf nicht gestellt werden.

Für die Diagnostik kann eine gezielte Anamnese ausreichen, wie zum Beispiel beim Restless-Legs-Syndrom. Diagnostische Kriterien hierfür können dem nachfolgenden Informationskasten entnommen werden. Andere Störungen machen eine Videoaufzeichnung in der Nacht erforderlich.

Diagnostische Kriterien für das Vorliegen eines Restless-Legs-Syndroms gem. ICSD-3 (Ito und Inoue 2015)

Kriterien A bis C müssen alle erfüllt sein:

A. ausgeprägter Bewegungsdrang in den Beinen in Verbindung mit Missempfindungen
 1. Auftreten in Ruhe oder bei Inaktivität
 2. Besserung bei Bewegung
 3. Beginn oder Zunahme im Tagesverlauf

> B. keine andere erklärende Ursache
> C. Symptome sind belastend und beeinträchtigend

Patienten mit periodischen Bewegungsstörungen im Schlaf berichten über Müdigkeit, Antriebsschwäche oder Schläfrigkeit infolge des durch die Bewegungen gestörten Nachtschlafs.

> **Merke**
>
> An periodische Bewegungsstörungen sollte daher immer differenzialdiagnostisch gedacht werden, wenn keine andere Ursache für eine solche Symptomatik gefunden wird oder bei scheinbar erfolgreicher Behandlung einer anderen Schlafstörung die klinische Symptomatik am Tag persistiert.

Im Gegensatz zum Restless-Legs-Syndrom bemerken die Patienten ihre nächtlichen Bewegungsstörungen in der Regel nicht.

> **Diagnostische Kriterien für das Vorliegen periodischer Bewegungsstörungen gem. ICSD-3 (Ito und Inoue 2015)**
>
> Kriterien A bis D müssen alle erfüllt sein:
>
> A. Dokumentation von Bewegungsstörungen während der Polysomnographie gem. AASM
> B. mehr als 15 Ereignisse pro Stunde
> C. gestörter Schlaf oder Tagessymptome infolge der Bewegungsstörungen
> D. keine andere erklärende Ursache

AASM: American Academy of Sleep Medicine

7 Management häufiger Schlafstörungen beim alten Menschen

7.1 Schlaflosigkeit (Insomnie) beim alten Menschen

Schlaflosigkeit (Insomnie) gehört mit zu den häufigsten Schlafstörungen. In der erwachsenen Allgemeinbevölkerung berichten 10–15 % über Schlaflosigkeit. Sechs bis 10 % der Erwachsenen erfüllen die Kriterien für eine Insomnie im engeren Sinne (Morin et al. 2006a). Die Prävalenz einer Insomnie reicht bei Menschen mit chronischen somatischen, psychischen oder psychiatrischen Erkrankungen von 19–93 % (Kim et al. 2012). Im höheren Lebensalter ist mehr als die Hälfte von einer Insomnie betroffen (Cagnin et al. 2016; Ford und Kamerow 1989; Marchand et al. 2016; Pallesen et al. 2001; Pilon et al. 2016). Das höhere Lebensalter alleine ist aber kein eigenständiger Risikofaktor für die Entwicklung einer Insomnie. Lebenszufriedenheit, Sozialisation, geistige Gesundheit und Komorbiditäten sind wesentlichere Einflussfaktoren (Cipriani et al. 2015). Ein erhöhtes psychophysiologisches Erregungsniveau infolge kognitiver, emotionaler oder motorischer Anspannung wie auch Schlaferwartungsängste fördern als begünstigende Faktoren eine Insomnie.

Eine Insomnie kann nur kurze Zeit bestehen, das heißt wenige Wochen oder Monate, aber auch chronisch über Jahre hinweg verlaufen. Der Verlauf ist seltener als einmalige Episode auftretend, sondern eher chronisch rezidivierend. Eine situativ oder transient auftretende Insomnie bedarf in der Regel keiner spezifischen Behandlung.

Das klinische Erscheinungsbild der Insomnie ist sehr heterogen und die Ursachen einer Insomnie sind vielfältig. Sie umfassen unter anderem körperliche Erkrankungen, psychische und psychiatrische Erkrankungen sowie unerwünschte Effekte von Medikamenten.

> **Merke**
>
> Eine Insomnie sollte auch bei zusätzlich vorliegenden Erkrankungen (Komorbiditäten) als eigenständige Erkrankung gesehen und behandelt werden.

Ein Konzept, mit dessen Hilfe die Entstehung einer Insomnie erklärt werden kann, basiert auf dem sog. 3 P-Modell. Dabei stehen die drei Buchstaben P für Prädisposition (predisposing), Begünstigung (precipitation) und Chronifizierung (perpetuating) (Spielman et al. 1991). Das Zusammenwirken dieser Faktoren ist in der Abbildung 7.1. dargestellt (▶ Abb. 7.1).

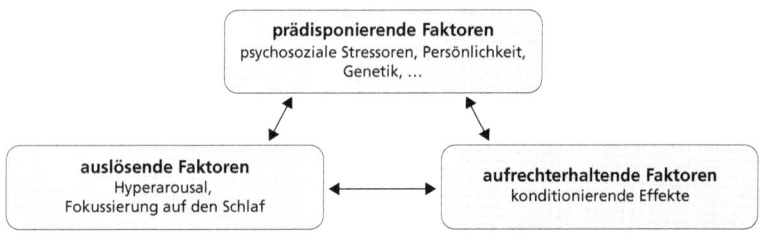

Abb. 7.1: 3-P-Insomnie-Modell. Zusammenwirken von prädisponierenden, perpetuierenden und präzipitierenden Faktoren (auf Grundlage von Spielman et al. 1991)

Nach diesem Modell trägt jeder Mensch eine individuell unterschiedlich ausgeprägte Disposition für die Entwicklung einer Insomnie in sich. Damit sich eine Insomnie aber klinisch manifestieren kann, sind zusätzliche begünstigende Faktoren erforderlich. Zu diesen begünstigenden Faktoren gehören zum Beispiel das Lebensalter, die Persönlichkeitsstruktur, aber auch externe Stressoren wie belastende Situationen, somatische oder psychische Erkrankungen oder Medikamentenwirkungen.

7.1 Schlaflosigkeit (Insomnie) beim alten Menschen

Mit Hilfe dieses 3-P-Modells lässt sich unter anderem erklären, warum bei ähnlich starken begünstigenden Faktoren die eine Person eine Insomnie entwickelt, eine andere Person aber nicht. Eine hohe Prädisposition führt schon bei schwachen begünstigenden Faktoren zum Auftreten einer Insomnie und umgekehrt.

> **Merke**
>
> Bei vielen Menschen mit Insomnie kann durch die Beseitigung der begünstigenden Faktoren die Insomnie deutlich gebessert werden.

Eine Insomnie wird chronisch, wenn die begünstigenden Faktoren durch zusätzliche chronifizierende – perpetuierende – Faktoren verdrängt werden. So kann die Entwicklung von der Angst davor, nicht Einschlafen zu können, bei bestehender Insomnie zur Chronifizierung führen. Auch maladaptives Verhalten wie das Schlafen am Tag, um mutmaßliche Schlafdefizite auszugleichen, trägt zur Chronifizierung bei. Solche Faktoren können eine Insomnie über lange Zeiträume unterhalten, selbst dann, wenn die ursprünglich begünstigenden Faktoren längst beseitigt wurden.

Patienten, die an einer Insomnie leiden, klagen über Einschlafstörungen, Durchschlafstörungen mit langen Wachliegezeiten in der Nacht, Früherwachen und nicht erholsamen Nachtschlaf. Diese Beschwerden können dabei als jeweils alleiniges Symptom auftreten oder kombiniert vorliegen. Die klinischen Folgen einer Insomnie zeigen sich häufig tagsüber. Belastende Symptome am Tag charakterisieren die schwere Insomnie und machen eine Behandlung erforderlich. Typische Klagen sind Müdigkeit oder ungewolltes Einschlafen, reduziertes Wohlbefinden tagsüber und Einschränkungen in der Leistungsfähigkeit.

> **Merke**
>
> Patienten mit Insomnie klagen über Ein- und/oder Durchschlafstörungen, Früherwachen oder unerholsamen Nachtschlaf. Eine schwere Insomnie stört immer die Tagesbefindlichkeit.

7.1.1 Diagnostik der Insomnie

Eine Insomnie wird klinisch diagnostiziert. Sie liegt dann vor, wenn der Schlaf als ungenügend erlebt wird, das Ein- und/oder Durchschlafen nicht gelingt oder der Patient sich nach der üblichen Schlafzeit nicht erholt fühlt, obwohl die Bedingungen für ausreichenden Schlaf gegeben sind (siehe nachfolgender Informationskasten) (Mayer et al. 2011). Die Diagnose kann gestellt werden, wenn zusätzlich Symptome in Form von beeinträchtigter Leistungsfähigkeit, Ruhelosigkeit, Reizbarkeit, Angst, Erschöpfung und Müdigkeit vorliegen. Eine chronische Insomnie liegt dann vor, wenn die Symptomatik an wenigstens drei Tagen in der Woche auftritt und einen (ICD-10) oder drei (DSM-V) Monate dauert. Zusätzlich muss die Tagesbefindlichkeit durch die Insomnie beeinträchtigt sein. Dabei darf die klinische Symptomatik nicht durch eine andere Erkrankung bedingt sein (Song et al. 2010).

Kriterien für eine chronische Insomnie (Mayer 2011)

- Ein- und/oder Durchschlafstörungen
- Früherwachen
- nicht erholsamer Nachtschlaf
- gestörte Tagesbefindlichkeit
- Häufigkeit einzelner oder aller dieser Symptome wenigstens 3x pro Woche
- Dauer wenigstens einen Monat (ICD-10) oder drei Monate (DSM-V)

Merke

Es ist wichtig, auch bei alten Menschen und geriatrischen Patienten nach dem Schlafvermögen und eventuellen Schlafstörungen zu fragen. Als ausreichend und erholsam empfundener Schlaf und eine fehlende Symptomatik am Tag schließen eine relevante Schlafstörung praktisch aus.

Für die weitere Abklärung sind zahlreiche Instrumente verfügbar, die zum Teil auch für alte Menschen validiert wurden (Shahid et al. 2012). Speziell für geriatrische Patienten wurde als bisher einziges Instrument der EFAS (Essener Fragebogen Alter und Schläfrigkeit) als Fremdbeurteilungsbogen entwickelt und validiert (Frohnhofen et al. 2013).

Die diagnostischen Schritte bei der Abklärung einer Insomnie sind unabhängig vom Lebensalter. Nachfolgend sind diese Schritte zusammengefasst (modifiziert nach Riemann et al. 2017).

Diagnostisches Vorgehen bei Insomnie (modifiziert nach Riemann et al. 2017)

1. Medizinische Anamnese und Diagnostik
   - z. B. körperliche Erkrankungen und Symptome
   - Medikamente, Genussmittel
   - Laborwerte
   - Symptom-orientierte apparative medizinische Diagnostik (EKG, Sonographie, usw.)
2. Psychiatrische/psychologische Anamnese
   - Vorerkrankung (Depression, Demenz, etc.)
   - Persönlichkeit
   - soziale Situation
   - aktuelle Konflikte
3. Schlafanamnese
   - Schlafverhalten inkl. Fragebögen
   - auslösende Faktoren
   - Fremdanamnese
4. Aktometrie
   - Messung von Ruhe- und Aktivitätsphasen
   - nur mit spezifischer Fragestellung
5. Polysomnographie
   - nicht regelhaft, spezifische Indikation

Die Abbildung 7.2 zeigt einen Algorithmus zur Abklärung einer Insomnie (▶ Abb. 7.2).

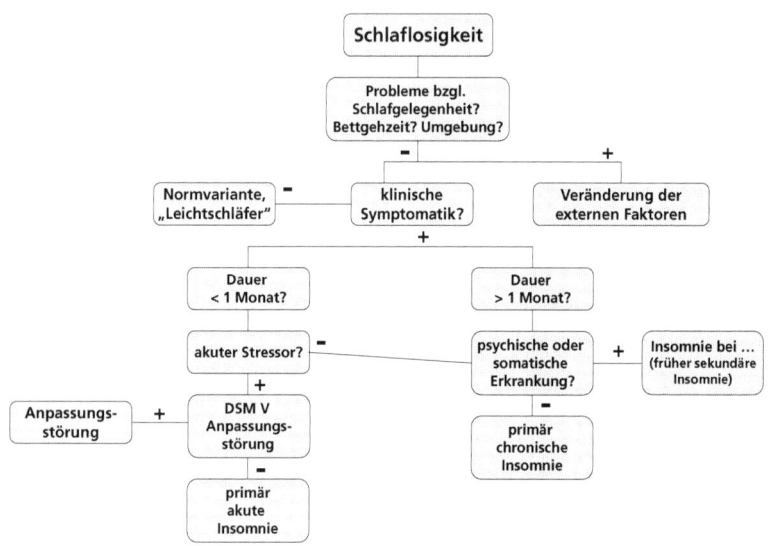

Abb. 7.2: Algorithmus zur Abklärung einer Insomnie (modifiziert nach Bloom et al. 2009, S. 765)

Eine Untersuchung im Schlaflabor (Polysomnographie) ist aufwendig und teuer. Sie gehört nicht primär zur Abklärung einer Insomnie, kann aber in spezifischen Fällen weiterhelfen. Eine Polysomnographie ist bei Vorliegen einer Insomnie indiziert, wenn die Insomnie auf eine Therapie nicht anspricht (B), nach Ausschöpfung anderer diagnostischer Maßnahmen und bei Verdacht auf das Vorliegen einer Schlafapnoe, des Syndroms der periodischen Beinbewegungen (A) oder bei einer erheblichen Diskrepanz zwischen der subjektiven Schwere der Insomnie und dem klinischen Eindruck (Riemann et al. 2017). Zudem liefert die Polysomnographie auch bei Patienten mit Insomnie oft Zusatzbefunde wie eine Schlafapnoe oder Bewegungsstörungen im Schlaf (Crönlein et al. 2012).

7.1.2 Folgen einer unbehandelten Insomnie

Die Folgen einer unbehandelten chronischen Insomnie sind eine Erhöhung des kardiovaskulären Risikos (Laugsand et al. 2011; Laugsand et al. 2014), Bluthochdruck (Li et al. 2014), eine Prädisposition zum metabolischen Syndrom (Patel et al. 2006; Patel und Hu 2008) und ein erhöhtes Risiko für depressive Episoden (Baglioni et al. 2010). Zudem ist die Insomnie Risikofaktor für einen Sturz (Stone et al. 2008) sowie mit einer dementiellen Entwicklung assoziiert (Bubu et al. 2017; Sexton et al. 2014).

Ältere Menschen mit Insomnie stürzen häufiger, zeigen häufiger kognitive Probleme, sind in ihrer Leistungsfähigkeit und Selbstversorgungsfähigkeit deutlich beeinträchtigt und haben eine höhere Mortalität als ältere Menschen ohne Insomnie (Cagnin et al. 2016; Cochen et al. 2009; Cooke et al. 2006b; Rose et al. 2011; Stephan und Zucker 1972; Sung et al. 2016).

Aufgelistet sind häufige Komorbiditäten, die eine Assoziation mit einer Insomnie zeigen und behandelbar sind (modifziert nach Foley et al. 1995):

- depressive Episode
- erhöhtes psychophysiologisches Erregungsniveau
- somatische Erkrankungen
- Demenz-Syndrome
- unbehandelter Schmerz
- Immobilität und Bettlägerigkeit
- unerwünschte Medikamenteneffekte
- ungünstige Umgebung (Temperatur, Lärm)
- Schlaferwartungsängste
- Nykturie
- fehlende Sozialkontakte, Einsamkeit, Sorgen

Auch Medikamente können gerade bei Vielverordnung (Polypharmazie) den Schlaf stören. Nachfolgend aufgeführt sind Beispiele für Präparate mit ungünstigem Einfluss auf den Schlaf (modifiziert nach Bloom et al. 2009):

- Rauschmittel und Stimulanzien (z. B. Alkohol, Koffein, Kakao)
- Antibiotika (z. B. Gyrasehemmer)
- Antidementiva (z. B. Piracetam)

- Antidepressiva (z. B. SSRIs, Venlafaxin)
- Betablocker
- Antiasthmatika
- Diuretika
- Hormonpräparate (Thyroxin, Steroide)

7.1.3 Behandlung der Insomnie

Die Notwendigkeit der Behandlung einer Insomnie erfolgt mit dem Ziel, den Leidensdruck der Patienten zu reduzieren und die Lebensqualität zu erhöhen. Weiterhin ist von einer Therapie zu erwarten, dass sie zu einer Prävention kardiovaskulärer, neurodegenerativer und psychischer Erkrankungen beiträgt, auch wenn die dazu erforderlichen prospektiven Interventionsstudien noch fehlen (Pilon et al. 2016).

Der erste Schritt im Management einer Insomnie ist die Feststellung der Behandlungsbedürftigkeit. Diese ergibt sich aus dem klinischen Bild und den anamnestischen Angaben des Patienten.

> **Merke**
>
> Wird eine tagessymptomatische chronische Insomnie festgestellt, ist die Indikation zur Behandlung gegeben.

Bei gegebener Behandlungsindikation stehen grundsätzlich nicht-pharmakologische und pharmakologische Therapieverfahren zur Verfügung. Bei der Auswahl des individuellen Behandlungsverfahrens müssen die Zeit bis zum Eintritt der Wirkung, die Wirkstärke der jeweiligen Maßnahme, die Dauer der Wirkung, Gewöhnungseffekte, unerwünschte Wirkungen, Interaktionen mit anderen Therapieverfahren und Absetzeffekte bedacht werden (Riedel et al. 1998).

Die Abbildung 7.1.3 zeigt schematisch noch einmal die Abklärungs- und Behandlungsschritte bei Vorliegen einer Insomnie (▶ Abb. 7.3).

Bei Beschwerden, die wenigstens einen Monat andauern, erfolgt zunächst eine umfassende Abklärung mit dem Ziel, eine Behandlungsindikation zu stellen. Die Behandlung umfasst dann das Management

7.1 Schlaflosigkeit (Insomnie) beim alten Menschen

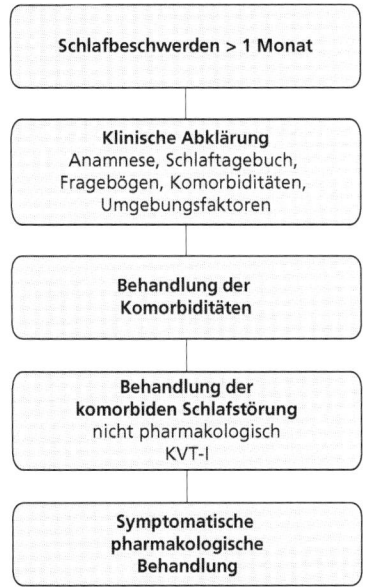

Abb. 7.3: Abklärungs- und Behandlungsschema bei Insomnie (auf Grundlage von Riemann 2017)

von Komorbiditäten und die kognitive Verhaltenstherapie der Schlafbeschwerden. In einem letzten Schritt kann dann eine Pharmakotherapie diskutiert werden.

7.1.3.1 Nicht pharmakologische Therapie der Insomnie

Unter dem Oberbegriff der nicht pharmakologischen Therapieverfahren der Insomnie werden mehrere verhaltenstherapeutische Interventionen zusammengefasst. Bei der Insomniebehandlung hat sich hierfür der Begriff der kognitiven Verhaltenstherapie bei Insomnie (KVT-I) etabliert. Hierzu gehören unter anderem die Schlafhygiene, verschiedene Entspannungstechniken, die Stimuluskontrolle und die Schlafrestiktion. Diese Verfahren werden im Verlauf dieses Kapitels näher erläutert.

Alle diese nicht pharmakologischen Therapieverfahren zeigen einen moderaten bis ausgeprägten Effekt insbesondere bezüglich der Einschlaflatenz (Reduktion um ca. 40 %) und der Reduktion nächtlicher Wachphasen (Reduktion um ca. 50 %). Die Gesamtschlafzeit wird jedoch weniger stark beeinflusst (Anstieg um etwa 5 %) (Geiger-Brown et al. 2015; Smith et al. 2002). Diese Effekte sind ausgeprägter als bei einer reinen Pharmakotherapie der Insomnie (Sivertsen et al. 2006). Viele dieser nicht pharmakologsichen Therapieverfahren wurden kombiniert angewendet. Daher reicht die aktuell verfügbare Evidenz nicht aus, um ein einzelnes verhaltenstherapeutisches Verfahren oder eine Kombination aufgrund von Wirksamkeitskriterien zu bevorzugen.

Die Gemeinsamkeit aller dieser Behandlungsverfahren ist aber die nicht pharmakologische Intervention. Die jeweiligen Verfahren werden entweder singulär oder häufiger in Kombination angewendet. Die Wirksamkeit ist je nach Verfahren unterschiedlich. All diese Verfahren haben aber die gute Verträglichkeit und Nebenwirkungsfreiheit gemeinsam.

Der Patient muss aber wissen, dass die erwünschte Wirkung dieser Verfahren nicht unmittelbar einsetzt. Daher kann gerade initial und bei hohem Leidensdruck eine Kombination mit einer zeitlich befristeten Pharmakotherapie sinnvoll sein.

Merke

Verhaltenstherapeutische Verfahren zur Behandlung einer Insomnie sind sehr wirksam und nebenwirkungsarm. Ihr Effekt tritt aber erst nach einigen Wochen ein.

Vor Beginn einer Therapie sollte ein Schlaftagebuch über wenigstens zwei Wochen geführt worden sein, um einmal die Art und das Ausmaß einer Schlafstörung zu dokumentieren und andererseits den Therapieeffekt belegen zu können.

Schlafhygiene

Schlafhygiene ist die grundlegendste und einfachste verhaltenstherapeutische Maßnahme und kann bei allen Schlafstörungen angewendet werden (Stepanski und Wyatt 2003). Schlafhygiene beinhaltet Verhaltensweisen, die den Eintritt des Schlafs begünstigen.

Zur Schlafhygiene gehören die Modifikation der Lebensweise mit dem Unterlassen von schlafstörenden Verhaltensweisen und die Beseitigung von Umwelteinflüssen mit nachweislich ungünstigem Einfluss auf den Nachtschlaf. Die Patienten werden auf die ihnen bisher offensichtlich wenig bekannten oder wahrgenommenen Zusammenhänge zwischen diesen Faktoren und dem eigenen Schlafvermögen hingewiesen. Konkrete Inhalte der Schlafhygiene finden sich nachfolgend ohne Anspruch auf Vollständigkeit. Wichtiger ist es, dem Patienten zu vermitteln, dass seine Verhaltensweisen auch Stunden später noch Auswirkungen auf sein Schlafvermögen haben können.

Maßnahmen der Schlafhygiene:

- nach dem Mittagessen keine koffeinhaltigen Getränke (Kaffee, Schwarztee, Cola) mehr trinken
- Alkohol weitgehend vermeiden und keinesfalls als Schlafmittel einsetzen
- keine schweren Mahlzeiten am Abend
- regelmäßige körperliche Aktivität
- allmähliche Verringerung geistiger und körperlicher Anstrengung vor dem Zubettgehen
- ein persönliches Einschlafritual einführen
- nicht länger als nötig im Bett bleiben
- im Schlafzimmer für eine angenehme Atmosphäre sorgen (ruhig, verdunkelt)
- in der Nacht nicht auf den Wecker oder die Armbanduhr schauen

Menschen mit Schlafstörungen neigen dazu, ihr Schlafdefizit durch Schlafen am Tag auszugleichen. Auslöser ist dabei oft die Müdigkeit als Folge des mangelhaften Nachtschlafs. Gerade bei älteren Menschen verleiten zudem die entfallene beruflich vorgegebene Tagesroutine und die geringere Aktivität tagsüber zu Nickerchen (Naps). Solche Naps reduzieren den sich tagsüber aufbauenden Schlafdruck (Prozess S) und verschlechtern das Einschlafvermögen. Tagesschlaf wird so zu einem chronifizierenden Faktor für eine Insomnie. Es ist aber nicht erforderlich, ganz auf Schlaf am Tag zu verzichten. Die Gesamtmenge an Tagesschlaf sollte jedoch 30 Minuten nicht überschreiten. So ist es durchaus sinnvoll, sich beim Mittagsschlaf einen Wecker zu stellen. Zu langer Mittagsschlaf führt auch dazu, dass der Schläfer in tiefere Schlafstadien gelangt und nach dem Erwachen länger braucht, um sein normales Leistungsniveau wieder zu erreichen. Dieses Phänomen wird als sleep-hesitation bezeichnet und kann gerade bei älteren Menschen das Sturzrisiko erhöhen.

Weiterhin sollte die Tagesroutine strukturiert sein. Dazu zählen zeitlich konstante Aufsteh- und Bettzeiten. Gerade schlafgestörte Menschen haben häufig inkonstante Rhythmen mit erheblichen Unterschieden von Tag zu Tag (Cheek et al. 2004a; Cheek et al. 2004b). Folgen Schlafgestörte einem festen Zeitmuster in ihrem Verhalten, so stabilisiert sich der Tag-Nacht-Rhythmus und das Gehirn lernt wieder, die richtige Schlafzeit zu antizipieren. Es ist dabei von erheblicher Bedeutung, nicht nur eine feste Bettzeit einzuhalten, sondern auch morgens zu einer festen Zeit aufzustehen. Zudem sollten die täglichen Routinen am Wochenende nicht mehr als eine Stunde von den werktäglichen Routinen abweichen.

Merke

Feste Routinen im Tagesablauf stabilisieren den Tag-Nacht-Rhythmus und verbessern das Schlafvermögen.

Die Schlafumgebung sollte schlaffördernd eingerichtet sein. Ganz wichtig ist eine ruhige Umgebung. Das Gehör nimmt auch im Schlaf Geräusche wahr. Dabei bewirkt ein Geräuschpegel von 40 dB – das entspricht leisem Flüstern – schon messbare Reaktionen des Vegetativums. Die Weckschwelle liegt bei einem Geräuschpegel von etwa 60 dB. Diese Weckschwelle steigt bei lauter Umgebung an, jedoch ist die Adaptation bei älteren Menschen deutlich langsamer als bei jungen Menschen. Studien zeigen zum Beispiel, dass die Weckschwelle von 60 dB nachts im Krankenhaus etwa alle 30 Minuten einmal überschritten wird. Auch andere sensorische Stimuli wie zu helles Licht, ein zu hoher Blauanteil im

Licht, eine zu kalte oder zu warme Umgebung stören den Nachtschlaf (Gellis und Lichstein 2009).

Gerade in Einrichtungen und Krankenhäusern sollte Sorge getragen werden, dass sich Bewohner oder Patienten bei einer Unterbringung in Mehrbettzimmern nicht gegenseitig direkt durch langes Fernsehen, Musikhören, Unruhe oder Schnarchen und indirekt durch absehbar hohen Versorgungsbedarf gegenseitig bei der Nachtruhe stören. Eine kühlere Umgebungstemperatur in der Nacht fördert den Tiefschlaf (Gilbert et al. 2004). Bezüglich der Effekte verschiedener Matratzen ist dies bisher nicht systematisch untersucht worden. Hier sollte pragmatisch nach dem Empfinden der Patienten entschieden werden.

Kaffeegenuss und die Einnahme anderer stimulierender Getränke oder Substanzen sollte ab dem Nachmittag unterbleiben. Zu den stimulierenden Getränken gehören auch Tee und Kakao. Schon die Einnahme geringer Mengen dieser Getränke kann sich noch Stunden später ungünstig auf den Schlaf auswirken. Alkohol hat ungünstige Auswirkungen auf das Schlafvermögen. Häufiger wird Alkohol als eine Art selbstverordnetes Hilfsmittel zur Verbesserung des Einschlafens verwendet. Das Einschlafen wird durch die Alkoholeinnahme tatsächlich verbessert. Ungünstig sind jedoch die Auswirkungen des Alkohols und seiner Abbauproducke auf den Tiefschlaf sowie die Absenkung der Weckschwelle etwa 1–2 Stunden nach Aufnahme (Preedy et al. 2013). Üppige Mahlzeiten am Abend beeinträchtigen das Schlafvermögen und sollten vermieden werden (Saper 2006).

Regelmäßige körperliche Aktivität hat einen zentral aktivierenden Effekt und reduziert oder beseitigt Müdigkeit (Saper et al. 2005b). Daher sollte jeder Mensch mit oder ohne Schlafstörungen täglich eine Mindestmenge an körperlicher Aktivität praktizieren. Dazu zählen regelmäßige Spaziergänge oder moderat betriebener Sport (Passos et al. 2014; Youngstedt 2005). Körperliche Aktivität erhöht die Körperkerntemperatur. Der anschließende Abfall der Körperkerntemperatur hat einen starken schlaffördernden Effekt. Eine hohe körperliche Belastung verschiebt über diesen Effekt auch den Einschlafzeitpunkt und sollte daher etwa drei bis vier Stunden vor dem beabsichtigten Schlafengehen unterbleiben.

Der günstige Effekt des Abfalls der Körperkerntemperatur auf das Schlafvermögen kann auch durch ein warmes Bad am Abend genutzt werden. In der täglichen Praxis hat sich ein etwa 30 Minuten dauerndes Wannenbad vor dem Zubettgehen aber bewährt. Als Variante kann auch ein etwa 30 Minuten dauerndes Fußbad versucht werden (Schlitzer et al. 2014).

Licht spielt eine wichtige Rolle bei der Stabilisierung des Tag-Nacht-Rhythmus. Helles Tageslicht ist einer der wichtigsten Zeitgeber. Eine ausreichend hohe Lichtexposition am Tag erhöht die Amplitude des zirkadianen Rhythmus und stabilisiert die Phasenlage. Dabei spielen der Zeitpunkt und die Intensität der Lichtexposition eine wichtige Rolle. Die Effekte der Lichtexposition werden im selben Kapitel unter dem Begriff *Lichttherapie* beschrieben.

Eine Phase der Entspannung sollte vor dem Zubettgehen erfolgen, um auch innerlich ruhiger zu werden. Ebenso sollte Fernsehen vom Bett aus unterbleiben. Neben der Lichtexposition durch den Bildschirm sind auch die gezeigten Inhalte nicht immer schlaffördernd.

Abendlich eingenommene größere Flüssigkeitsmengen stören den Schlaf durch die induzierte Nykturie. Immobilität und langes Sitzen tagsüber z. B. in Rollstühlen führt zu einer Flüssigkeitseinlagerung in den Unterschenkeln. Die Umverteilung nach dem Zubettgehen fördert die Diurese und führt zu einer Nykturie mit entsprechendem Einfluss auf den Nachtschlaf (Hita-Yanez et al. 2013). Auch bei der Verordnung von Medikamenten muss der Einnahmezeitpunkt im Hinblick auf die jeweiligen Effekte auf den Schlaf berücksichtigt werden. So sollen Medikamente mit sedierenden Eigenschaften eher abends, anregende Medikamente oder Diuretika eher morgens verordnet werden.

Die Missachtung der Schlafhygiene ist aber selten alleinige Ursache eines gestörten Schlafs. Daher überrascht es nicht, wenn Studien zeigen, dass Schlafhygiene alleine häufig nicht ausreicht, um ausgeprägte Schlafstörungen dauerhaft zu bessern (Bloom et al. 2009). Dennoch sollten die schlafhygienischen Maßnahmen als einfache und nebenwirkungsfreie Basismaßnahme bei jeder Form einer Schlafstörung angewendet werden. Schlafhygiene ist eine notwendige, aber keine ausreichende Basismaßnahme zur Behandlung von Schlafstörungen.

Entspannungsverfahren

Menschen mit Insomnie berichten oft über eine erheblich geistige und/ oder körperliche Anspannung in der Nacht bei ihren Versuchen einzuschlafen. Ziel der Entspannungsverfahren ist es, gerade diese Anspannung zu reduzieren oder ganz aufzulösen.

Entspannungsverfahren zielen auf den Abbau innerer Erregtheit, Anspannung und Angst. Zu diesen Techniken gehören u. a. das autogene Training, die Meditation, die progressive Muskelrelaxation, Fantasiereisen sowie unterschiedliche Biofeedback-Verfahren (Lim et al. 2012). Ihnen ist eine ruhige, entspannte Atmosphäre, eine bequeme Körperlage, Passivität und die gedankliche Verfolgung beruhigender Stimuli gemeinsam. Metaanalysen zeigen, dass Entspannungsverfahren in allen Altersgruppen effektiv sind (Martin et al. 2015).

Zu den bekanntesten und häufig angewendeten Verfahren gehört die progressive Muskelrelaxation. Dabei wird die Muskulatur zunächst angespannt und anschließend entspannt. Bei älteren Menschen mit degenerativen Gelenkveränderungen kann die Anspannung der Muskulatur jedoch Schmerzen bereiten. Diese Patienten sollten daher auf die Anspannung der Muskulatur verzichten und nur den Entspannungsanteil der Übung durchführen.

Zwischen den einzelnen Entspannungsverfahren lassen sich keine bedeutsamen Wirkunterschiede nachweisen. Zudem muss jeder Patient für sich selbst herausfinden, welche Methode für ihn genau die angenehmste und wirksamste ist. Daher sollten zu Beginn durchaus verschiedene Techniken versucht werden.

Für die Anwendung von Entspannungsverfahren spricht, dass sie unter einer entsprechenden Anleitung schnell erlernt werden können und hinsichtlich der Compliance dem Patienten nicht allzu viel abverlangen. Ein Vergleich mit Stimuluskontrolle und Schlafrestriktion (s.u.) zeigt aber, dass Entspannungsverfahren bezüglich ihrer Schlaf-erhaltenden Wirkung weniger effektiv sind (Martin et al. 2015; Ward et al. 2013; Xu et al. 2014).

Kognitive Verfahren

Viele Menschen mit Insomnie berichten, nicht abschalten zu können. Je mehr an Schlaf gedacht wird, umso schwieriger ist dieser zu erreichen. Kognitive Verfahren setzen hier therapeutisch an. Unter diesem Oberbegriff werden zahlreiche Techniken zusammengefasst. Kognitive Verfahren sind sehr flexibel einsetzbar, können individuell angepasst werden und umfassen in der Regel acht bis zehn Sitzungen, die jeweils 30 bis 60 Minuten dauern. Diese Verfahren stoßen jedoch schnell da an ihre Grenzen, wo die Angebote gerade im ambulanten Bereich begrenzt sind.

Künftige Entwicklungen weisen in Richtung Selbsttherapie unter Einbeziehung des Internets, wobei die Erfahrungen in der Altersmedizin noch sehr spärlich sind.

Grundlage all dieser Verfahren ist die Annahme, dass negative Emotionen, Fehlverhalten im Umgang mit dem Schlaf und psychische Symptome in einem Zusammenhang mit Schlaflosigkeit gesehen werden können. Kognitive Therapieverfahren akzeptieren das Problem der Schlaflosigkeit. Der Patient soll aber lernen, seine unrealistischen Einstellungen bezüglich seiner Schlafstörung zu erkennen, neu zu bewerten und abzustellen (Moon et al. 2016).

Ein Beispiel für den falschen Umgang mit dem Schlaf ist der krampfhafte Versuch, durch lange Bettliegezeiten den Nachtschlaf zu erzwingen oder bei schlechtem Schlafvermögen ein angenommenes Schlafdefizit durch einen Mittagsschlaf ausgleichen zu wollen. Diese Verhaltensweisen verstoßen gegen das Grundprinzip der Schlafhygiene, fördern eine Insomnie und induzieren so einen Teufelskreis aus Frustration, Angst und fortbestehender Schlaflosigkeit. Kognitive Therapieverfahren werden in der Regel nicht als einzelne Maßnahme angewendet, sondern in Kombination mit anderen nicht pharmakologischen Verfahren.

Die Wirksamkeit solcher Verfahren im Sinne einer Multikomponententherapie konnte durch Studien bei primärer und komorbider Insomnie belegt werden (Cooke und Ancoli-Israel 2011; Geiger-Brown et al. 2015).

Drei kognitive Verfahren werden häufiger angewendet. Hierzu zählen das Bearbeiten des dysfunktionalen Denkens, das Verfahren des Ausprobierens neuer Verhaltensweisen und die Akzeptanz von Gegebenheiten. Im Folgenden wird jedoch nur auf die Bearbeitung des dysfunktionalen Denkens detaillierter eingegangen.

Bearbeiten dysfunktionales Denken

Falsche Annahmen über den eigenen Schlaf können eine vorliegende Schlafstörung verstärken. Solche falschen Annahmen lauten zum Beispiel, der Nachtschlaf müsse wenigstens acht Stunden dauern oder der Folgetag könne nur gut werden, wenn der Nachtschlaf ausreichend lang gewesen sei. Solche Annahmen sind nicht ganz falsch. Aber sie treffen auch nie ganz zu. Ein zu starrer Glauben an die vollständige Richtigkeit solcher Annahmen löst Angst aus und regt das zentrale Nervensystem so an, dass es schwerer wird, Schlaf zu finden (Morin et al. 1993).

Therapeutisch werden zunächst die dysfunktionalen Gedanken benannt, wobei hier spezifisch entwickelte Skalen hilfreich sein können (Morin et al. 1993). Im nächsten Schritt erfolgt mit Unterstützung eines Therapeuten eine kritische Überprüfung der Richtigkeit solcher Gedanken. Im Laufe der Zeit nimmt dadurch der Einfluss dieser Gedanken auf das Schlafvermögen ab. Diese Technik ist wirksam, wird aber aufgrund des rein gedanklichen Ansatzes auch kritisiert, da eine Veränderung des Verhaltens hierdurch nicht unbedingt erreicht wird.

Änderung des Verhaltens

Die Veränderung des Verhaltens und das Lernen aus den Effekten der Verhaltensänderung ist ein weiterer therapeutischer Ansatz. Dabei wird bewusst ein Verhalten initiiert, welches mit negativen Gedanken assoziiert wird, um aus den dann gemachten positiven Erfahrungen zu lernen. Wenn eine Person zum Beispiel der festen Überzeugung ist, dass sie ohne eine Mindestschlafzeit von acht Stunden Probleme im Alltag bekommen wird, dann wird diese Person aufgefordert, bewusst weniger als acht Stunden zu schlafen und die Befindlichkeit aufmerksam jeden Tag über eine Woche zu beobachten und zu dokumentieren. Dabei werden gute und weniger gute Tage zu beobachten sein, aber deren direkter Bezug zur nächtlichen Schlafmenge erweist sich als nicht so eng wie vom Patienten bisher angenommen. Dieses Grundprinzip wird in vielfältiger Weise modifiziert. Ziel ist immer, unrealistische Vorstellungen vom Schlaf durch Erleben zu korrigieren.

Bewusstes Akzeptieren

Grundgedanke dieses Ansatzes ist es, dass der Patient eher lernt, die aktuell bestehenden Probleme anzunehmen, damit umzugehen und nicht zu versuchen, sie zu verändern. Dieser Ansatz kann die mit einer Insomnie einhergehende Angst und Belastung reduzieren und so mittelbar auch die Insomnie bessern. Der Ansatz scheint zunächst paradox, ist aber erfahrungsbasiert wirksam. Größere Studien zum Wirksamkeitsnachweis fehlen aber.

Stimuluskontrolle

Die Stimuluskontrolle gilt als eine sehr effektive verhaltenstherapeutische Behandlungsmethode bei Schlaflosigkeit. Durch operantes Lernen wird das Ein- und Durchschlafvermögen gefördert. Durch die Stimuluskontrolle werden der Tag-Nacht-Rhythmus stabilisiert und die Bedeutung des Bettes und des Schlafzimmers als Schlafstätte gestärkt (Morin et al. 2006b).

Das Bett sollte nur dann aufgesucht werden, wenn Schläfrigkeit vorliegt und wenn unmittelbares Einschlafen erwartet wird. Schläfrigkeit zeigt an, dass der Schlafdruck ausreichend hoch ist. Das Aufsuchen des Bettes ohne das Gefühl der Schläfrigkeit führt zur Frustration, da Schlaf als autonom geregeltes Phänomen nicht erzwungen werden kann.

Stellt sich etwa 15 Minuten nach Aufsuchen des Bettes kein Schlaf ein, so sollte das Bett wieder verlassen werden. Die Zeitdauer von 15 Minuten sollte gefühlt werden und nicht durch den Blick auf eine Uhr »überprüft« werden. Eine Uhr sollte im Schlafzimmer so positioniert werden, dass kein direkter Blick auf das Zifferblatt möglich ist. Nach dem Verlassen des Bettes sollten nicht anregende Tätigkeiten durchgeführt werden. Das Bett sollte erst wieder aufgesucht werden, wenn Schläfrigkeit besteht und mit unmittelbarem Einschlafen zu rechnen ist. Stellt sich wiederum kein Schlaf ein, wird das Bett wieder verlassen und der Verhaltenszyklus wird wiederholt.

Der Zeitpunkt des morgendlichen Aufstehens sollte fest gewählt werden und unabhängig von dem in der Nacht erreichten Schlaf fest eingehalten werden.

Dieses Verhalten stabilisiert den zirkadianen Rhythmus und verbessert nachhaltig die Schlafeffizienz (Morin et al. 2006b). Bei Menschen ohne Schlafstörung ist das Aufsuchen des Bettes häufig so konditioniert, dass sich kurze Zeit später Schlaf einstellt. Bei Menschen mit Insomnie kann initial eine gegenteilige Konditionierung vorliegen. Das Aufsuchen des Bettes führt aufgrund der Angst davor, nicht einschlafen zu können, zu einer Art innerer Aktivierung (Hyperarousal), die das Einschlafen erheblich erschwert.

Stimuluskontrolle geht auch diese falsche Konditionierung an. Dabei muss auch klar sein, dass dieses verhaltenstherapeutische Verfahren Zeit benötigt, um nachhaltig wirken zu können. Darüber müssen die Patienten aufgeklärt werden, einmal um eine falsche Erwartungshaltung zu korrigieren und andererseits die Compliance zu fördern. Studien zeigen, dass die Wirksamkeit nach etwa einem halben Jahr bei über 80 % liegt und dass auch im weiteren Verlauf kein Wirksamkeitsverlust zu erwarten ist (Morin et al. 2006b).

Regeln der Stimuluskontrolle (Riemann et al. 2017)

- Das Bett wird nur zum Schlafen genutzt, einzige Ausnahme sexuelle Aktivität
- Das Bett nur aufsuchen, wenn Schläfrigkeit besteht und unmittelbares Einschlafen erwartet wird
- Stellt sich nach etwa 15 Minuten kein Schlaf ein, sollte das Bett wieder verlassen werden
- Nach dem Verlassen des Bettes können nicht stimulierende Tätigkeiten verrichtet werden
- Das Bett wird erst wieder aufgesucht, wenn Schläfrigkeit besteht und unmittelbares Einschlafen zu erwarten ist

- Stellt sich nach etwa 15 Minuten wieder kein Schlaf ein, sollte das Bett wieder verlassen werden
- Dieser Zyklus wird so häufig wie nötig wiederholt
- Der Aufstehzeitpunkt am Morgen wird festgelegt und eingehalten
- Schaf am Tag sollte unterbleiben

Die Stimuluskontrolle hat sich bei Ein- und Durchschlafstörungen als wirksam erwiesen. Entgegen früherer Meinungen profitieren auch ältere Patienten von deren Anwendung als Einzelverfahren wie auch in Kombination mit anderen Verfahren (Cochen et al. 2009).

Die Anwendung der Stimuluskontrolle stößt aber bei älteren Patienten nicht selten an Grenzen. So wird die Forderung nach dem Verlassen des Bettes als zu lästig empfunden und daher unterlassen. Ebenso machen Immobilität, Schmerzen oder Muskelschwäche trotz der vorhandenen Bereitschaft das Verlassen des Bettes oft unmöglich.

Aufgrund dieser praktischen Probleme wurde von Lichstein mit dem Counter-Control-Verfahren eine Modifikation der Stimuluskontrolle entwickelt, die auch weniger mobilen Patienten die Anwendung dieser Prinzipien ermöglicht (Spira et al. 2016). Statt zum Aufstehen werden die Patienten dazu angehalten, sich gedanklich vom Zwang, schlafen zu wollen, zu befreien und sich im Falle von Schlaflosigkeit aufzusetzen und zu lesen, Musik zu hören oder fernzusehen, bis unmittelbares Einschlafen wieder erwartet wird. Dieses modifizierte Verfahren erwies sich auch als wirksam, erreichte jedoch nicht die Effektivität der eigentlichen Stimuluskontrolle. Daher sollte diese Modifikation nur bei Patienten Anwendung finden, die nicht in der Lage sind, ihr Bett zu verlassen.

Schlafrestriktion

Viele Menschen, die an einer Insomnie leiden, verbringen viel Zeit im Bett, um den erhofften Schlaf zu finden. Die im Bett verbrachte Zeit ist dann oft sehr viel länger als die wirklich geschlafene Zeit. Das Grundprinzip der Schlafrestriktion besteht darin, den Anteil der wirklich geschlafenen Zeit durch eine Reduktion der im Bett verbrachten Zeit zu erhöhen, also die Schlafeffizienz zu steigern.

Schlafrestriktion verursacht anfänglich einen Schlafentzug, der aber zu einer Konsolidierung des Nachtschlafs führt (Bloom et al. 2009; Martin et al. 2016b). Schlafrestriktion beginnt damit, dass der Patient gebeten wird, seine Schlafzeit über zwei Wochen in einem Tagebuch zu dokumentieren. Anschließend wird die so ermittelte durchschnittliche Schlafzeit als Bettzeit festgelegt. Der Zeitpunkt des Zubettgehens errechnet sich nun so, dass vom gewünschten Aufstehzeitpunkt aus die ermittelte Schlafzeit abgezogen wird. Der Zeitpunkt des morgendlichen Aufstehens wird fest gewählt und unabhängig von der augenblicklichen Befindlichkeit beibehalten. Gibt der Patient z. B. eine Gesamtschlafzeit von etwa fünf Stunden an, verbringt aber neun Stunden im Bett, so errechnet sich hieraus eine Schlafeffizienz von knapp 60 %. Die Reduktion der Bettliegezeit auf fünf Stunden führt zu einer deutlichen Erhöhung der Schlafeffizienz. Die Bettliegezeit sollte allerdings nicht auf weniger als fünf Stunden reduziert werden, da langfristig hierdurch ungünstige Auswirkungen auf die Tagesbefindlichkeit zu erwarten sind (Bloom et al. 2009). Bei der Anwendung der Schlafrestriktion ist ein kurzer Mittagsschlaf von maximal 30 Minuten durchaus erlaubt. Dadurch steigt auch die Akzeptanz des Verfahrens.

Zu Beginn der Behandlung erhält der Patient weniger Schlaf als er gewohnt ist. Im Laufe von etwa zwei Wochen steigt der Schlafdruck an und der im Bett schlafend verbrachte Anteil steigt. Erreicht der Anteil der Schlafzeit an der im Bett verbrachten Zeit über eine Woche 90 %, wird die im Bett zu verbringende Zeit um 15 bis 30 Minuten verlängert. Das Bett wird entsprechend früher aufgesucht. Sinkt die Schlafeffizienz unter 80 %, wird die Bettliegezeit wieder um ca. 15 Minuten verkürzt.

Bei älteren Patienten stellte sich unter einer Schlafrestriktion bereits nach einer einwöchigen Behandlung eine Verbesserung der Schlafqualität und Schlafeffizienz ein (Martin et al. 2016a). Dabei blieben diese positiven Effekte auch über einen längeren Zeitraum erhalten. Um die Compliance der Patienten zu erhalten, ist es jedoch wichtig, die durch die Schlafrestriktion gewonnene Zeit durch sinnvolle Tätigkeiten zu füllen, denn Langeweile oder die Angst vor zu starker Müdigkeit bei Schlafrestriktion begründen nicht selten die Zurückhaltung von Patienten gegenüber dieser Therapie. Es ist wichtig, den Patienten darauf hinzuweisen, dass sich gerade während der ersten Therapietage Müdigkeit und Schläfrigkeit einstellen können, diese sich aber im Laufe der Zeit dann weitestgehend zurückbilden.

Gerade für ältere Menschen, deren Schlafdruck mit dem Alter abnimmt, scheint diese Therapie geeignet (Buysse et al. 1993). Vorsicht ist aber bei älteren Menschen geboten, da bei diesen die Schlafrestriktion aufgrund des initialen Schlafdefizits zu Beginn mit einem etwas erhöhten Sturzrisiko einhergeht.

Eine mildere Form der Schlafrestriktion ist die Schlafkompression. Dabei wird die durchschnittlich im Bett verbrachte Zeit über eine Woche ermittelt und um 20 % reduziert. Das weitere Vorgehen entspricht den Prinzipien der eigentlichen Schlafrestriktion (Lichstein et al. 2001).

Zurzeit muss offen bleiben, welche verhaltenstherapeutischen Verfahren wie lange, einzeln oder in Kombination – parallel oder konsekutiv – bei welchen älteren Patienten angewendet werden sollen (Cochen et al. 2009). Instruktionen zur Bettzeitrestriktion

Schlafrestriktion (Riemann et al. 2017)

- Bestimmung der subjektiv erlebten Schlafzeit durch 14-tägiges Ausfüllen eines Schlaftagebuchs
- Setzen der Bettzeit auf die durchschnittliche Schlafzeit (Daten aus dem Schlaftagebuch), jedoch nie kürzer als fünf Stunden
- Evaluation dieser Maßnahme nach sieben Tagen: ist die Schlafeffizienz über 85 %, kann um 30 Minuten ausgedehnt werden usw.

Merke

Die nicht pharmakologischen Therapieverfahren gelten als nebenwirkungsarm und sicher. Die häufigste unerwünschte Wirkung ist Schläfrigkeit am Tag, besonders in der Initialphase der Schlafrestriktion und ein damit verbundenes vorrübergehend erhöhtes Sturzrisiko. Über diese Nebenwirkung müssen die Patienten aufgeklärt werden, damit sie dies bei ihren täglichen Verrichtungen berücksichtigen können.

Lichttherapie

Mit dem Älterwerden verändern sich die zirkadianen Rhythmen. Verglichen mit jüngeren Erwachsenen zeigen ältere Menschen Abweichungen im Verlauf der Körperkerntemperatur, der Melatoninausschüttung oder des Ruhe-Aktivitätszyklus. Klinische Folgen dieser Veränderungen sind ein häufiger unterbrochener (fragmentierter) Nachtschlaf, mehrfaches und längeres Erwachen in der zweiten Hälfte der Nacht oder vermehrtes Schlafen am Tag. Diese Veränderungen sind häufiger und ausgeprägter bei Menschen mit Demenz (McCurry et al. 2011).

Beeinträchtigungen des Seh- oder Hörvermögens, Einsamkeit und geringe Sozialkontakte oder fehlende feste Routinen können den zirkadianen Rhythmus destabilisieren (McCurry et al. 2011).

Die Helligkeit der Umwelt spielt eine fundamentale Rolle bei der Regulation des zirkadianen Rhythmus. Spezifische Ganglienzellen in der Netzhaut, die das Blaulicht empfindliche Photopigment Melanopsin enthalten, reagieren auf die Lichtintensität der Umgebung. Etwa 0,5 % der Retinazellen bestehen aus solchen Rezeptorzellen (Hannibal et al. 2004). Die empirisch ermittelte Wellenlänge des Lichts für die Stimulation von Melanopsin-Zellen, die zur Beeinflussung des circadianen Rhythmus erforderlich ist, liegt im kurzwelligen Bereich (ca. 450 bis 500 nm), d. h. im blauen bis grünen Bereich des Lichtspektrums (Nowak und Davis 2011). Der Effekt von blauem Licht auf die Hemmung der Melatoninproduktion ist etwa doppelt so stark wie der Effekt von weißem Licht (Lockley et al. 2003).

> **Merke**
>
> Erfolgt eine Lichtexposition mit ausreichender Intensität, Dauer und zum richtigen Zeitpunkt, kann dies die Qualität, die Dauer und den Zeitpunkt des Schlafs nachhaltig positiv beeinflussen.

Daher hat die Lichttherapie einen wichtigen Stellenwert bei der Behandlung von Schlafstörungen. Die Effekte des Lichts werden über die Rezeptorzellen der Netzhaut an den Nucleus suprachiasmaticus (SCN) geleitet. Die Zellen des SCN verfügen über einen eigenen internen Rhythmus, dessen Periodendauer genetisch individuell festgelegt ist. Die autonome Zykluslänge dieser Zellen liegt zwischen 24 und 25 Stunden. Damit weicht diese Zykluslänge leicht von der Zykluslänge ab, die durch die Umwelt mit ihrem Wechsel von Tag und Nacht vorgegeben ist. Um hier eine Synchronisation zu erreichen, ist der SCN über die Retina mit der Außenwelt verbunden und erhält so Information über die Helligkeit der Umwelt. Der genetisch vorgegebene innere Rhythmus wird auf diese Weise an die Umgebung angepasst. Diese Bedingungen sind in der Regel in der freien Natur erfüllt. Licht hat dabei die Funktion eines Chronotherapeutikums und stabilisiert den zirkadianen Rhythmus (McCurry et al. 2011).

Die Anwendung von Licht auch zu Zeiten, wo natürlicherweise Dunkelheit herrscht, hat in der modernen Industriegesellschaft erhebliche Auswirkungen auf den Schlaf. Auch bei der Betreuung alter Menschen wird oft aus Unwissenheit gegen diese natürlichen Effekte von Licht verstoßen. Dunkle Zimmer schon am Nachmittag, fehlende Lichtexposition am Tag, hell erleuchtete Zimmer zur Durchführung von Pflegemaßnahmen in der Nacht, helle Erleuchtung beim Aufsuchen der Toilette, das nächtliche Nutzen von Smartphones oder das Fernsehen in der Nacht sind negative Beispiele dafür, wie der Schlaf durch Lichtexposition gestört werden kann. Dies zu erkennen und dieses Wissen im Alltag anzuwenden ist eine nachhaltig wirksame Maßnahme, um den Schlaf älterer Menschen zu verbessern.

Die Intensivierung der Lichtstärke im Tagesverlauf stabilisiert den zirkadianen Rhythmus (Sloane et al. 2007b). So stieg bei den morgens oder tagsüber mit insgesamt 2500 Lux exponierten Patienten die Schlafmenge in der Nacht signifikant an. Im Mittel nahm die Gesamtschlafzeit um etwa 16 Minuten zu. Eine morgendliche Lichtexposition führte zudem zu einer Vorverlagerung des zirkadianen Rhythmus um im Durchschnitt 29 Minuten, die abendliche Lichtexposition zu einer Verschiebung des Rhythmus nach hinten um im Durchschnitt 15 Minuten. Keine oder inkonsistente Effekte wurden bezüglich Tagesschläfrigkeit, Tagesvariabilität und Stabilität der Wachheit von Tag zu Tag gesehen (Sloane et al. 2007b).

> **Merke**
>
> Eine Lichtexposition nachmittags oder abends verschiebt die Schlafzeit auf einen späteren Zeitpunkt, eine morgendliche Lichtexposition verlagert den Beginn der abendlichen Schlafphase nach vorne.

Zusätzlich erhöht eine Lichtexposition von etwa 30 Minuten Dauer gegen Mittag die Wachheit und Leistungsfähigkeit tagsüber (Murphy und Campbell 1996) und reduziert Schläfrigkeit am Nachmittag (Kaida et al. 2006b).

Auch bezüglich des Effekts auf Agitiertheit bei Demenzkranken sind die Ergebnisse der Lichttherapie bei kleinen Probandenzahlen in den Studien und Unterschieden in der Methodik inkonsistent (Ancoli-Israel et al. 1997; Ancoli-Israel et al. 2003a; Ancoli-Israel et al. 2003b; Skjerve et al. 2004a; Skjerve et al. 2004b).

Obwohl die Ergebnisse von Therapiestudien zum Effekt einer Lichttherapie bei Menschen mit Alzheimer-Demenz überwiegend aus methodischen Gründen widersprüchlich sind, zeigen sich insgesamt aber eher positive Effekte. In einer Studie fand sich zum Beispiel bei Menschen mit Alzheimer-Demenz eine Besserung saisonaler Stimmungsschwankungen unter einer Lichttherapie (Hickman et al. 2007).

Daher stellt die Lichttherapie insbesondere aufgrund ihrer niedrigen Nebenwirkungsrate eine Therapieoption bei Menschen mit Demenz und Störung des zirkadianen Rhythmus dar.

Eine Verbesserung von Symptomen ist bereits nach einer Woche einer Lichttherapie nachweisbar, wobei es bis zu vier Wochen dauern kann bis die Therapie vollständig anspricht (Response) (Forbes et al. 2014). Von den Patienten mit saisonal abhängiger Depression sprechen etwa 60–90 % auf die Lichttherapie an, was sich innerhalb von zwei bis drei Wochen zeigt (Forbes et al. 2014). Nach Absetzen der Lichttherapie zeigen zwar nicht alle, aber die meisten Patienten eine rasche Wiederkehr der ursprünglichen Symptomatik. Daher wird während der dunklen Jahreszeit mit ihrem erhöhten Risiko für eine saisonale Depression eine Fortführung der Lichttherapie empfohlen.

Die Lichttherapie ist sicher und praktisch ohne Nebenwirkungen. Allerdings scheinen Menschen mit Augenkrankheiten gerade gegenüber blauem Licht und Licht im ultravioletten Bereich sensibler zu sein. Deshalb empfiehlt es sich, vor der Verordnung einer Lichttherapie das Vorliegen eines Glaukoms, einer diabetischen Retinopathie, einer Makuladegeneration oder eine Katarakt auszuschließen.

Durch die altersbedingten Veränderungen der Pupille und der Linse kann gelegentlich weniger Licht auf die Netzhaut gelangen. Daher sollte bei Einsatz einer Lichttherapie vorab eine augenärztliche Untersuchung erfolgen.

Auch Medikamente mit photosensibilisierendem Effekt sollten nicht verordnet werden, wenn die Anwendung von Licht geplant ist. Die Nebenwirkungen einer Lichttherapie sind von der Lichtintensität und der Anwendungsdauer abhängig.

Als Nebenwirkungen werden Kopfschmerzen, Übelkeit und Reizungen der Konjunktiva beschrieben, die in der Regel nach zwei bis fünf Tagen spontan abklingen. Wird die Lichttherapie zu spät am Tag angewandt, kann Schlaflosigkeit und Überaktivität resultieren. Erfolgt die Anwendung hingegen zu früh, kann Früherwachen ausgelöst werden. Bei Auftreten dieser Nebenwirkungen sollte dann der Zeitpunkt der Applikation verlagert werden.

Merke

Eine Lichttherapie hat kaum Nebenwirkungen. Patienten mit Augenkrankheiten scheinen aber empfindlicher auf eine Lichttherapie zu reagieren oder sprechen bei einer Erkrankung der Augenlinse oder der Netzhaut auf eine Lichttherapie nicht an. Vor der Anwendung einer Lichttherapie sollten die Patienten augenärztlich gesehen werden. Medikamente, die gegen Licht sensibilisieren, sollten dann nicht verordnet werden.

Ältere Menschen reagieren auf eine Lichtexposition ähnlich wie jüngere Menschen ohne Unterschied zwischen Männern und Frauen (Benloucif et al. 2006). Um jedoch die gleichen Effekte einer Lichtexposition zu erzielen, muss die Intensität bei alten Menschen im Vergleich zu jüngeren Menschen etwa verdreifacht werden. Dies liegt wahrscheinlich an der altersassoziierten Abnahme der Anzahl oder Funktion spezifischer Zellen im SCN (Liu et al. 2000; Zhou et al. 2003). Zudem zeigt der Zeitpunkt der Melatoninsekretion im höheren Lebensalter Veränderungen im Vergleich zu jüngeren Menschen. So beginnt der Anstieg der Melatoninsekretion bei älteren Menschen zu einem früheren Zeitpunkt, wobei der Zeitpunkt des morgendlichen Abfalls sich weniger vorverlagert. Dies führt bei alten Menschen in der Summe zu einer länger andauernden Melatoninexposition während eines Zeitraums von 24 Stunden. Zudem vorverlagert sich der Verlauf der Körperkerntemperaturkurve. Damit reduziert sich das morgendliche Schlafvermögen älterer Menschen.

Der Vollmond produziert eine Lichtstärke von etwa einem Lux, Bürobeleuchtung entspricht einer Lichtstärke von 50 bis 500 Lux. Die Lichtstärke in der freien Natur beträgt bei Bewölkung oder Regen 500 bis 2000 Lux und bei Sonnenschein etwa 10000 Lux. Damit wird deutlich, dass die Lebensweise einen erheblichen Einfluss auf die tägliche Lichtexposition hat.

In einer Studie mit 79- bis 96-jährigen Studienteilnehmern hatte nur etwa die Hälfte eine Lichtexposition im Freien von mehr als drei Stunden in der Woche (Melin et al. 2001). Noch geringer ist die tägliche Lichtexposition bei Heimbewohnern und Menschen mit Demenz (Martin et al. 2000; Shochat et al. 2000). Eine zu geringe oder fehlende Lichtexposition am Tag kann den Tag-Nacht-Rhythmus destabilisieren (Morita und Tokura 1998). Gerade Heimbewohner sind hier besonders gefährdet (Morita et al. 1997).

> **Merke**
>
> Fehlende Lichtexposition am Tag destabilisiert den zirkadianen Rhythmus.

Die Wirkstärke der Lichttherapie mit ihren Indikationen saisonale Depression, Störungen des zirkadianen Rhythmus bei Menschen mit und ohne Demenz werden als mild und transient beschrieben. Einzelfallbeschreibungen weisen jedoch auch auf die Möglichkeit der Induktion von Überaktivität (Lyketsos et al. 1999) bis hin zu psychotischen Phasen durch eine Lichtexposition hin (Hillemacher et al. 2006). Im Vergleich zur Behandlung mit Psychopharmaka, wie z. B. Hypnotika, Benzodiazepine, Antipsychotika und Antidepressiva stellt die Lichttherapie jedoch eine vielversprechende Alternative insbesondere im Bezug auf unerwünschte Wirkungen dar.

Unklar ist bisher, ob die verschiedenen Typen einer Demenz und die verschiedenen Schweregrade einer Demenz unterschiedlich auf eine Lichttherapie reagieren. Einzelne Studien zeigen, dass zum Beispiel Menschen mit vaskulärer Demenz besser auf eine Lichttherapie ansprechen als Menschen mit einer Alzheimer-Demenz (Mishima et al. 1998).

Die Lichttherapie reduziert bei Menschen mit Demenz die Anzahl nächtlicher Aufwachereignisse. Weniger deutliche Effekte finden sich bezüglich der Beeinflussung der Einschlaflatenz, der Schlafdauer in der Nacht, herausfordernden Verhaltens bei Demenz, der Hirnleistung oder der Aktivitäten des täglichen Lebens (Forbes et al. 2014). Unklar bleibt der Effekt auf die Einweisungsrate in ein Pflegeheim oder der Effekt auf die gesamten Gesundheitskosten.

Praktische Anwendung der Lichttherapie

Die Wirksamkeit der Lichttherapie ist gut belegt bei einer Exposition von 10.000 Lux für eine halbe Stunde oder von 2.500 Lux für eine Dauer von zwei Stunden (Schneider et al. 2017). Die Lichttherapie kann in verschiedenen Formen angewendet werden. Entscheidend sind die applizierte Lichtintensität, der Zeitpunkt der Anwendung und die Anwendungsdauer. Die einfachste Form der Lichttherapie ist der Aufenthalt im Freien.

Wird eine künstliche Lichtquelle verwendet, sollte der Patient höchstens etwa 50–80 cm von dieser entfernt sitzen. Wichtig ist dabei, dass das Licht auf die Netzhaut fällt. Deshalb müssen die Augen geöffnet sein und dürfen nicht zum Beispiel von einer Sonnenbrille verdeckt werden. Der Patient sollte aber nicht direkt in die Lichtquelle sehen.

Alternativ kann ein Leuchtkasten verwendet werden, der ca. einen Meter von dem Patienten entfernt aufgestellt wird oder die Deckenmontage von Leuchtmitteln erfolgen. Besser ist die Integration von Beleuchtungssystemen in einen Aufenthaltsraum. Damit wird die Lichttherapie parallel zu anderen Aktivitäten appliziert. Dies fördert nachhaltig die Compliance.

> **Merke**
>
> Die Lichttherapie mit 3.000 bis 10.000 Lux am frühen Morgen für Patienten mit Einschlafstörungen oder am frühen Abend für Patienten mit Durchschlafstörungen stellt eine nebenwirkungsarme Behandlung dar.

Die Anwendungsprotokolle variieren jedoch und müssen noch weiter standardisiert werden. Die Lichttherapie erfordert ein erhebliches Engagement des Patienten. Toleranz und Wirksamkeit sind variabel, ebenso wie die Persistenz des Nutzens. Patienten mit Lichtempfindlichkeit, Manie oder primären ophthalmologischen Erkrankungen sollten diese Intervention eher nicht erhalten (Bloom et al. 2009).

Passive Erhöhung der Körpertemperatur

Die Wärmeapplikation vor dem Zubettgehen fördert den Schlaf, da der Abfall der Körperkerntemperatur einer der stärksten physiologischen Schlafreize darstellt. In einer Studie mit 13 älteren Menschen mit vaskulärer Demenz führte ein abendliches Wannenbad von 30 Minuten Dauer bei einer Wassertemperatur von ca. 40 °C etwa zwei Stunden vor dem geplanten Zubettgehen zu einer Verbesserung der Schlafqualität, der Einschlaflatenz (– 10 Minuten), der Schlafeffizienz (+ 7 %) und der nächtlichen Wachliegezeit (– 30 Minuten), wobei aufgrund der kleinen Fallzahl und der starken Streuung der Werte nur der Effekt auf die Einschlaflatenz signifikant war. Durch das Wannenbad stieg die Körperkerntemperatur rasch um 0,8 °C an, gefolgt von einem Abfall über ca. 90 Minuten (Mishima et al. 2005).

In einer Übersicht zum Effekt der passiven Erhöhung der Körpertemperatur bei älteren Menschen mit Schlaflosigkeit führte ein abendliches warmes Bad zu einem Anstieg des Tiefschlafs, verbesserte das Durchschlafen durch Reduktion der Schlaffragmentation und steigerte die Erholsamkeit des Nachtschlafs (Liao 2002). All diese Effekte waren signifikant. Daher sollte diese kostengünstige und einfache Maßnahme häufiger bei Schlafstörungen angewendet werden.

7.1.3.2 Pharmakologische Therapie der Insomnie

Die Pharmakotherapie der Insomnie versucht künstlich, die begünstigenden und chronifizierenden Faktoren zu überspielen. Die Steuerung von Wachheit und Schlaf wird durch ein komplexes Netzwerk innerhalb des zentralen Nervensystems organisiert (Saper 2013). Dieses Netzwerk besteht aus Nervenzellen, die sich über verschiedene Hirnareale erstrecken und über Synapsen miteinander verbunden sind. Diese Synapsen verwenden unterschiedliche Neurotransmitter. Ein Teil dieser Neurotransmitter vermittelt Wachheit, wie zum Beispiel Histamin, andere Neurotransmitter vermitteln Schläfrigkeit. Medikamente, die die Wirkung von schlaffördernden Neurotransmittern verstärken oder imitieren, nennen wir Schlafmittel (Hypnotika). Damit wird klar, dass Schlafmittel nur symptomatisch wirken.

> **Merke**
>
> So wie ein Schmerzmittel den Schmerz dämpft, ohne dessen Ursache zu beseitigen, so fördern Schlafmittel den Schlaf, ohne die eigentliche Ursache für eine Schlafstörung zu beseitigen.

Bei der medikamentösen Behandlung einer Schlafstörung ergibt sich immer ein Dilemma. Bisher ist kein Medikament verfügbar, das die Kriterien eines idealen Schlafmittels erfüllt (Baglioni et al. 2010). Schlafmittel greifen an irgendeiner Stelle in das komplexe System der Vigilanzregulation ein.

Die Entscheidung zur medikamentösen Behandlung einer Insomnie ist gerade im höheren Lebensalter ein komplexer und verantwortungsvoller Vorgang, denn mit dem Alter steigt die Wahrscheinlichkeit für unerwünschte Effekte einer Pharmakotherapie (Wehling et al. 2016). Zu diesen unerwünschten Effekten der Hypnotika zählen Überhangphänomene am Morgen, Verwirrtheit, Gangunsicherheit, Inkontinenz und Sturz (Winkelman 2015). Auch verlieren Hypnotika im Laufe der Zeit an Wirksamkeit, so dass eher die Verhinderung von Absetzphänomenen zum führenden Therapiegrund wird (Winkelman 2015).

Ein weiteres Problem ist die Dauerverordnung von Hypnotika, obwohl diese eigentlich nur für einen kurzen Behandlungszeitraum zugelassen sind. Die unter einer Langzeitverordnung bestehende Symptomatik ist die Summe aus Medikamentenwirkung, Spontanverlauf der Erkrankung sowie der Verhinderung von Absetzphänomenen. Dabei ist es im Einzelfall unmöglich zu unterscheiden, welcher dieser Effekte führend ist.

Zur medikamentösen Behandlung von Schlaflosigkeit stehen als Präparategruppen Phytopharmaka, Benzodiazepine, Nicht-Benzodiazepin-Hypnotika, Antidepressiva mit sedierender Komponente, Antihistaminika und Neuroleptika zur Verfügung (Cochen et al. 2009). Für Patienten mit primärer Insomnie ist zudem retardiertes Melatonin zeitlich befristet verordnungsfähig. Die Tabelle gibt eine Übersicht über die verfügbaren Präparategruppen und deren Effekte auf einzelne Parameter des Schlafs (▶ Tab. 7.1).

Da praktisch keine Langzeitstudien zum Nachweis einer anhaltenden Wirksamkeit für die Behandlung mit Hypnotika existieren, gerade im hohen Lebensalter oft von einer komorbiden Insomnie ausgegangen werden muss und die Nebenwirkungen einer Therapie mit Hypnotika bei alten Menschen erheblich sind, sollte die Indikation sehr kritisch gestellt werden (Schroeck et al. 2016). Viel bedeutsamer ist die intensive Suche und Behandlung verursachender Komorbiditäten (Schlitzer et al. 2014).

Bei der medikamentösen Behandlung einer Insomnie sollten fünf wesentliche Punkte beachtet werden (Kupfer und Reynolds 1997; Reynolds et al. 1984):

1. niedrigste wirksame Dosis verordnen
2. intermittierende Anwendung (2–4x pro Woche)

3. für einen kurzen Zeitraum anwenden (3–4 Wochen)
4. ausschleichende Beendigung der Therapie, um Rebound-Insomnie zu vermeiden
5. Verordnung von Präparaten mit kurzer Halbwertszeit

Tab. 7.1: Wirkung verschiedener Präparategruppen auf den Schlaf (auf Grundlage von MacFarlane et al. 2014, S. 1678–1682)

Substanz	SL	TST	REM	WASO	N1/N2	N3	OSAS	PLMS
BZD	↓	↑	↓	↓	↑	↓	↑	
Z-Substanzen	↓	↑		↓				
MAO			↓	↓	↑			
SSRI			↓	↑			↓	↑
Antihistaminika	↓		↓					
Melatonin	↓			↓				
Alkohol	↓		↓		↑		↑	↑

SL: Schlaflatenz, TST: Gesamtschlafzeit (Total Sleep Time), REM: paradoxer Schlaf (mit schnellen Augenbewegungen; Rapid-Eye Movements), WASO: Wachzeit nach dem ersten Einschlafen (Wake Time After Sleep Onset), N1/N2: Leichtschlaf, N3: langsam welliger Schlaf (Slow Wave Sleep), OSAS: obstruktives Schlafapnoe-Syndrom, PLMS: periodische Beinbewegungen im Schlaf (Periodic Limb Movements of Sleep), BZD: Benzodiazepine, Z-Substanzen: Nicht-Benzodiazepin-Agonisten, MAO: Monoaminoxidase-Hemmer (Antidepressivum), SSRI: selektive Serotonin-Wiederaufnahmehemmer (Antidepressivum)

Die Auswahl des Präparats sollte sich am Vorhandensein und am Ausmaß der gestörten Tagesbefindlichkeit orientieren. Die zu erwartende Wirkung sollte das Ein- und Durchschlafen sowie die Befindlichkeit am Tag verbessern (McCall 2004). Es ist besonders wichtig, frühzeitig die zeitlich limitierte und intermittierende Verordnung mit dem Patienten zu vereinbaren, damit die Beendigung der Pharmakotherapie nach der Behandlungsphase auch gelingen kann (Woodward 1999). Eine solche vorab getroffene Vereinbarung vor Therapiebeginn reduziert die Wahrscheinlichkeit für eine dauerhafte Anwendung und von Missbrauch.

7.1 Schlaflosigkeit (Insomnie) beim alten Menschen

Die tägliche klinische Praxis zeigt aber auch, dass Patienten angeben, über einen längeren Zeitraum von einer Pharmakotherapie zu profitieren, insbesondere bei intermittierender Anwendung in Abhängigkeit von der Symptomatik (Roth et al. 2001).

Die Indikation zur medikamentösen Behandlung einer Insomnie ist dann gegeben, wenn die Störung schwer ist und ein Behandlungszeitraum von zwei bis vier Wochen vorgesehen ist. Dabei sollte stets die niedrigste mögliche Dosis verwendet werden.

Die Stärke des Effekts der am häufigsten verordneten Hypnotik – Benzodiazepine und Z-Substanzen – auf die subjektive Schlafqualität ist moderat. Die Beurteilung der Effekte von Benzodiazepinen bei alten Menschen ist zusätzlich dadurch erschwert, dass die Studien zu ihrer Wirksamkeit oft nur wenige Patienten einschlossen, die zudem durch rigorose Ein- und Ausschlusskriterien selektioniert waren. Es gibt keine Langzeitstudien zur Wirksamkeit von Hypnotika bei alten Menschen.

Benzodiazepine

Benzodiazepine sind seit den 1950er Jahren verfügbar. Sie werden als Hypnotika, Muskelrelaxanzien, Anxiolytika und Antikonvulsiva verwendet. Aufgrund der zunächst angenommenen guten Verträglichkeit und der vermuteten fehlenden Abhängigkeitsentwicklung gehörten Benzodiazepine in den späten 1970er Jahren weltweit zu den am häufigsten verordneten Medikamenten (Ashton 2005). Gleichzeit wuchs aber schon damals die Erkenntnis, dass Benzodiazepine doch ein Abhängigkeitspotenzial besitzen und Entzugserscheinungen nach Beendigung einer Verordnung auftreten können (Lader 1998).

Benzodiazepine sind Agonisten der γ-Amino-Buttersäure (GABA) und fördern durch die Bindung an den entsprechenden Rezeptor die Neuroinhibition. Ältere Menschen zeigen eine gesteigerte Empfindlichkeit des GABA-Neurotransmittersystems. Dadurch ist die Wahrscheinlichkeit für die Entwicklung unerwünschter Effekte wie Ataxien, Sedierung und Hirnleistungsstörungen unter der Einnahme von Benzodiazepinen bei alten Menschen erhöht (Greenblatt et al. 1984; Greenblatt et al. 2004; Moltke et al. 2004). Eine klare Einteilung der Benzodiazepine in Anxiolytika und Hypnotika ist akademisch und praktisch nicht möglich (ROTE LISTE® 2015 Buchausgabe – Einzelausgabe 2015).

Auch die Metabolisierung der Benzodiazepine ändert sich im höheren Lebensalter. So nimmt die Leistungsfähigkeit der Oxidation, nicht aber die der Glucuronidierung mit dem Alter ab. Dies wirkt sich unmittelbar auf die Halbwertszeiten der einzelnen Benzodiazepine aus (Schroeck et al. 2016). So beträgt beispielsweise die Halbwertszeit von Temazepam bei jüngeren Menschen sieben bis elf Stunden, bei älteren Menschen hingegen 14 bis 17 Stunden. Aus diesem Grund zeigen ältere Menschen auch häufiger Hangover-Effekte und andere unerwünschte Ereignisse wie Stürze oder Tagesmüdigkeit (Wang et al. 2001). Weitere unerwünschte Wirkungen von Benzodiazepinen sind eine anterograde Amnesie, Verwirrtheit und eine Verschlechterung der Hirnleistung (Vermeeren und Coenen 2011). Zudem belegen neuere Untersuchungen, dass mit einer dauerhaften Einnahme von Benzodiazepinen das Risiko für die Entwicklung einer Demenz moderat aber signifikant ansteigt (Gomm et al. 2016; Penninkilampi und Eslick 2018).

Für Diazepam, Temazepam, Nitrazepam und Flunitrazepam ließ sich zudem zeigen, dass ältere Menschen verglichen mit jüngeren Personen bei gleichen Serumspiegeln klinisch auf eine Einmalgabe zwei- bis dreimal so stark reagieren (Wang et al. 2001).

Der Missbrauch und die Abhängigkeit von Benzodiazepinen sind ein seit vielen Jahren bekanntes Problem (Muller-Oerlinghausen 1986), obwohl die Anwendungsdauer dieser Präparate gemäß der Arzneimittelrichtlinie auf maximal vier Wochen begrenzt ist (ROTE LISTE® 2015 Buchausgabe – Einzelausgabe 2015).

Gerade im höheren Lebensalter besteht das Problem der Langzeiteinnahme von Benzodiazepinen bei relativ guter Verträglichkeit und fehlender Dosissteigerung. Nicht zuletzt die Erstverordnung im Krankenhaus kann der Beginn einer Langzeitverordnung sein. Im begründeten Einzelfall kann dennoch eine Verordnung über einen längeren Zeitraum erfolgen. Dies wäre zum Beispiel bei einer über vielen Jahre bestehenden Abhängigkeit ohne Dosissteigerung der Fall. Dies sind jedoch Einzelfallentscheidungen, die auch kontrovers diskutiert werden (Voelker 2009). Ältere Menschen, die schon über eine lange Zeit Benzodiazepine einnehmen, können durch das Beenden dieser Verordnung Entzugssymptome bis hin zum Delir erleiden. In einer solchen Situation muss individuell und pragmatisch unter Abwägen von Nutzen und Risiko entschieden werden, ob eine Weiterverordnung im Gesamtkontext nicht die weniger problematische Vorgehensweise ist (Mizuno et al. 2004).

> **Merke**
>
> Trotz fehlender Zulassung kann das Beenden einer über Jahre betriebenen Benzodiazepineinnahme bei älteren Menschen zu erheblichen Problemen führen. Hier muss individuell unter Abwägen von Nutzen und Risiko über eine Weiterverordnung entschieden werden.

Die Häufigkeit des Missbrauchs und der Abhängigkeit von Benzodiazepinen wird in Deutschland auf etwa 5 % geschätzt (Holzbach et al. 2010). Bei älteren Menschen steigt der Anteil derjenigen mit problematischer Anwendung von Benzodiazepinen auf über 20 % an (Poser et al. 2006). Als häufige Gründe für die Einnahme von Benzodiazepinen werden Schlafstörungen (50 %), innere Unruhe, Nervosität, Erregungs- und Spannungszustände (26 %) angegeben (Knopf und Melchert 2003). Es ist zu vermuten, dass die gute Wirksamkeit der Benzodiazepine auf die oben genannten Zielsymptome für die hohe Akzeptanz der Substanzen verantwortlich ist – noch bevor sich eine manifeste Abhängigkeit entwickelt. Dabei spielt insbesondere die Angst der Rückkehr der initialen Symptome eine Rolle.

Das Risiko für eine Hochdosis-Abhängigkeit ist für die jeweiligen Benzodiazepine unterschiedlich stark ausgeprägt, wobei dieses Risiko für Triazolam und Lorazepam am höchsten ist (Rappa et al. 2004).

Tabelle 7.2 zeigt eine Auswahl gängiger Präparate, die zur Behandlung einer Insomnie zugelassen sind (▶ Tab. 7.2). Der kurzfristige Einsatz (bis zu vier Wochen) kann aufgrund des schnellen Wirkungseintritts sinnvoll sein, um den Patienten zunächst den Leidensdruck zu nehmen und sie zu entlasten.

Tab. 7.2: Auswahl von Medikamenten zur Behandlung von Insomnien (auf Grundlage von Morin und Benca 2012, S. 1135)

Substanz	Handelsname	HWZ [Stunden]	Metabolismus	Dosierung [mg]
kurzwirksame Benzodiazepine: < 5 Stunden				
Triazolam	Halcion®	1,4–4,6	Oxidation	0,125–0,25
mittellang-wirksame Benzodiazepine: 5–24 Stunden				
Oxazepam	Adumbran®	6–15	Oxidation	5–30
Bromazepam	Lexotanil®	8–20	Oxidation	3–12
Lormetazepam	Noctamid®	8–15	Oxidation	1–2
Temazepam	Remestan®	8–20	Glucuronidation	10–40
Brotizolam	Lendormin®	9	Oxidation	0,125–0,5

Da praktisch keine Langzeitstudien zum Nachweis einer anhaltenden Wirksamkeit für die Behandlung mit Hypnotika verfügbar sind (Glass et al. 2005; Winkelman und Pies 2005), gerade im hohen Lebensalter oft von einer komorbiden Insomnie ausgegangen werden muss und die Nebenwirkungen einer Therapie mit Benzodiazepinen bei alten Menschen erheblich sein können, sollte die Indikation streng gestellt werden (Cochen et al. 2009).

Andererseits konnte in einer Studie an älteren Menschen mit Langzeiteinnahme von Temazepam oder Z-Substanzen indirekt ein ungünstiger Effekt dieser Substanzen auf die Muskelkraft gezeigt werden, da bei den Studienteilnehmern mit erfolgreichem Medikamentenentzug die Muskelkraft bereits nach einem Monat ohne Benzodiazepineinnahme signifikant zunahm (Sloane et al. 2007b).

Die Bedeutung von Hypnotika als eigenständiger Risikofaktor für einen Sturz wird aber auch kritisch hinterfragt, da sowohl eine unbehandelte sowie eine nicht erfolgreich behandelte Insomnie jeweils mit einem signifikant erhöhten Sturzrisiko assoziiert sind, nicht jedoch eine erfolgreich mit Hypnotika behandelte Insomnie (Sloane et al. 1998).

Die meisten Benzodiazepine werden in Medikamentenlisten wie die Beers-Liste, die PRISCUS-Liste oder das FORTA-Klassifikantionschema (Holt et al. 2010; Schlitzer et al. 2014) als ungeeignet für ältere Menschen klassifiziert. Ausnahmen sind Lormetazepam und Brotizolam in niedriger Dosierung (Hanlon et al. 2015; Miranda et al. 2015; Moraes et al. 2008). Die klinischen Effekte der Benzodiazepine auf den Schlaf sind eher schwach. In einer Metaanalyse mit 24 Placebo-kontrollierten Studien und über 2.400 älteren Probanden stieg durch die Einnahme von Benzodiazepinen die Gesamtschlafzeit im Mittel um 25 Minuten und die nächtliche Wachliegezeit reduzierte sich gering aber signifikant. Die Nebenwirkungen in Form von psychomotorischen Störungen waren dreimal und die Beeinträchtigung der Hirnleistung fast fünfmal häufiger als in der Placebogruppe. Daher wird vom Gebrauch der Benzodiazepine bei älteren Menschen abgeraten (Glass et al. 2005).

Merke

Die unerwünschten Wirkungen von Benzodiazepinen überwiegen bei älteren Menschen den Nutzen.

Schon der Einsatz von Benzodiazepinen für wenige Tage beinhaltet ein Abhängigkeitsrisiko (Bogunovic und Greenfield 2004) und die plötzliche Beendigung der Anwendung kann zu Entzugssymptomen wie Angst, Panik, Dysphorie, Schlaflosigkeit, Tachykardie, Verwirrtheit, Delir oder Krampfanfällen führen (Passarella und Duong 2008).

Die Beendigung einer Langzeiteinnahme von Benzodiazepinen sollte vorsichtig erfolgen, um das Auftreten solcher Entzugssymptome zu verhindern. Dabei ist ein mögliches Vorgehen, die Dosis alle ein bis zwei Wochen um etwa 5–10 % zu reduzieren (Ashton 2005).

In älteren Studien konnte für Nitrazepam, Lormetazepam, Midazolam und Temazepam über einen Zeitraum von 12–24 Wochen keine Toleranzentwicklung gefunden werden, jedoch waren die Studienteilnehmer im Durchschnitt jünger als 70 Jahre und damit nicht repräsentativ für die Gruppe hochbetagter Menschen. Zu wenig wird die Tatsache bedacht, dass die obstruktive Schlafapnoe eine Kontraindikation für die Verordnung von Benzodiazepinen darstellt (ROTE LISTE® 2015 Buchausgabe – Einzelausgabe 2015; Volicer et al. 2001).

> **Merke**
>
> Die obstruktive Schlafapnoe ist eine Kontraindikation für die Verordnung von Benzodiazepinen.

Da schlafbezogene Atmungsstörungen bei alten Menschen sehr häufig sind, muss daher vor der Verordnung von Benzodiazepinen aktiv nach einer Schlafapnoe gesucht werden. Dies ist umso wichtiger, da Insomnien und Schlafapnoe eine hohe Koinzidenzrate haben.

> **Merke**
>
> Zusammenfassend ist von der Verordnung von Benzodiazepinen bei älteren Menschen eher abzuraten. Entschließt man sich dennoch zu deren Anwendung, dann sollte die niedrigst mögliche Dosis und der kürzest mögliche Zeitraum für die Behandlung gewählt werden. Zudem sollte der Grund und der Effekt der Verordnung regelmäßig überprüft werden (Winkelman 2015). Benzodiazepine sollten insbesondere nach längerer Anwendung nie abrupt abgesetzt, sondern langsam ausgeschlichen werden (Roszkowska und Geraci 2010).

Nicht-Benzodiazepin-Hypnotika (Z-Substanzen)

In den 1980er Jahren wurden die sog. Nicht-Benzodiazepin-Hypnotika (sog. Z-Substanzen) entwickelt. Die Absicht war, die unerwünschten Effekte der Benzodiazepine zu vermeiden und die hypnotische Wirkung zu erhalten. Die sog. Z-Substanzen Zolpidem und Zopiclon verfügen über einen Wirkmechanismus, der dem der Benzodiazepine vergleichbar ist. Sie wirken auch über eine Stimulierung des GABA-Rezeptors, haben aber ein anderes Nebenwirkungsspektrum als Benzodiazepine.

Denn anders als Benzodiazepine, die unspezifisch auf alle fünf Untereinheiten des GABA-Rezeptors wirken, stimulieren die Z-Substanzen primär die α_1-Untereinheit dieses Rezeptors. Diese Untereinheit induziert sedative und hypnotische Effekte, ohne jedoch antikonvulsive, anxiolytische, Muskel-relaxierende oder Ataxie-auslösende Wirkung (Ebert et al. 2006). Aufgrund ihrer belegten Wirksamkeit und der geringeren Wahrscheinlichkeit für Abhängigkeit und Entzugssymptome gehören sie zu den am häufigsten verordneten Hypnotika weltweit (Moloney et al. 2011). Aber auch Z-Substanzen führen zu Abhängigkeit und können unerwünschte Effekte wie Gangunsicherheit und Stürze auslösen (Wang et al. 2001).

Bedenklich ist aber, dass nach Einführung der Nicht-Benzodiazepin-Hypnotika in der Zeit von 1993 bis 2007 deren Verordnungsvolumen um den Faktor 21 stieg, wohingegen die Rate an dokumentierter Schlaflosigkeit im gleichen Zeitraum um den Faktor 5 anstieg. Dies weist darauf hin, dass Nicht-Benzodiazepin-Hypnotika offensichtlich sehr großzügig und ohne vorherige Abklärung verordnet wurden (Moloney et al. 2011).

Z-Substanzen können die Hirnleistung beeinträchtigen und sogar das Bild einer Pseudodemenz verursachen (Shih et al. 2015). Es ist bemerkenswert, dass in einer Befragung über 80 % der Verordner die Z-Substanzen für effektiver und nebenwirkungsärmer als Benzodiazepine hielten, obwohl die Evidenz für diese Annahme fehlt (Hoffmann 2013). Die gleichzeitige Einnahme von Alkohol oder Neuroleptika verstärkt dabei den sedierenden Effekt der Z-Substanzen (Bush 2013).

Auf dem deutschen Markt sind die beiden Z-Substanzen Zolpidem und Zopiclon verfügbar. Ihre Charakteristika sind in der Tabelle 7.3 aufgeführt sind (▶ Tab. 7.3).

Zolpidem wird nach oraler Aufnahme schnell absorbiert und hat eine Bioverfügbarkeit von etwa 70 %. Die Wirkung tritt nach 30 bis 60 Minuten ein. Ältere Menschen zeigen bei gleicher Dosis höhere Serumspiegel, weshalb bei diesen Patienten reduzierte Dosen (bis 5 mg) verordnet werden sollten (Drover 2004).

Unter Zolpidem verlängert sich die Gesamtschlafzeit und die Einschlaflatenz sinkt. Die wesentlichen unerwünschten Wirkungen von Zolpidem sind dosisabhängig und umfassen Kopf- und Muskelschmerzen, Übelkeit und eine Neigung zu Atemwegsinfekten (Mahoney et al. 2004). Das Risiko für eine Rebound-Insomnie ist nach Beendigung einer Behandlung mit Zolpidem deutlich geringer als bei den Benzodiazepinen (Mahoney et al. 2004).

Tab. 7.3: Eigenschaften der Z-Substanzen (auf Grundlage von Morin und Benca 2012, S. 1135)

Substanzgruppe	Substanz	Handels-name	HWZ [h]	Metabolis-mus	Dosierung [mg]
Imidazopyridine	Zolpidem	Stilnox®	2–4	Oxidation	5–10
Cyclopyrrolone	Zopiclon	Ximovan®	5–6	Oxidation	3,75–7,5

Zopiclon bindet wie Benzodiazepine an alle Untereinheiten des GABA-Rezeptors, aber mit höherer Affinität zur α_1-Untereinheit (Drover 2004). Zopiclon wird bei Ein- und Durchschlafstörungen verordnet und ist hier auch wirksam.

In zwei kleineren Untersuchungen an älteren Probanden mit einer Studiendauer von zwei Wochen verbesserten sich die Gesamtschlafzeit und die Einschlaflatenz signifikant (McCall et al. 2006; Scharf et al. 2005). Für die Langzeitanwendung von Zopiclon fehlen aber solide Daten. In einer zwölf Wochen andauernden, offenen und nicht kontrollierten Multicenterstudie an älteren Patienten besserten sich die Gesamtschlafzeit, die Einschlaflatenz und die Wachliegezeit in der Nacht (Ancoli-Israel et al. 2005). Als unerwünschte Wirkungen traten unter Zopiclon Veränderungen des Geschmackempfindens, Kopfschmerzen, Schläfrigkeit und Übelkeit auf (McCall 2005).

Mit der Dauer der Verfügbarkeit der Z-Substanzen zeigte sich, dass auch diese Substanzen zu Problemen führen. Dabei treten Nebenwirkungen seltener auf als bei Benzodiazepinen, sie sind aber nicht weniger problematisch. Als unerwünschte Wirkungen wurden unter anderem Schlafwandeln, Delir, Stürze mit Frakturen, Förderung der Demenzentwicklung und Pankreatitiden beschrieben (Lai et al. 2014; Lai et al. 2015; Lin et al. 2014; Kang et al. 2012).

Beide Z-Substanzen sind nur für eine Kurzzeittherapie zugelassen (ROTE LISTE® 2015 Buchausgabe – Einzelausgabe 2015). Ältere Menschen sollten mit niedrigeren Dosen behandelt werden. Stellt sich nach sieben bis zehn Tagen keine wesentliche Besserung der Symptome ein, sollte diese Therapie nicht weiter fortgesetzt werden (Kansagara et al. 2016).

Bei länger erforderlicher Therapie sollte die Indikation zunächst kritisch evaluiert und als Intervalltherapie verordnet werden. Dabei sollte der Patient das Präparat nur an zwei bis drei Tagen in der Woche einnehmen (Mayer et al. 2011).

Antidepressiva

Antidepressiva sind für die Behandlung einer primären Insomnie nicht zugelassen (ROTE LISTE® 2015 Buchausgabe – Einzelausgabe 2015). Da ein Teil der Antidepressiva aber über sedierende Eigenschaften verfügt, können diese auch zur Behandlung einer komorbiden Insomnie bei Vorliegen einer depressiven Episode verordnet werden. Zu den Antidepressiva mit sedierenden Eigenschaften gehören Trazodon, Mirtazapin, Agomelatin sowie die Trizyklika Amitriptylin, Mianserin und Doxepin. Die sedierende Wirkung dieser Substanzen, aber auch ihre unerwünschten Effekte, resultieren aus ihren antihistaminergen, anticholinergen, antiserotonergen und antiadrenergen Eigenschaften (Schroeck et al. 2016).

Angesichts der gerade im höheren Lebensalter häufigen Assoziation zwischen einer depressiven Episode und einer Insomnie (Giron et al. 2002) macht hier die Verordnung von Antidepressiva mit sedierender Komponente Sinn, wenn die Indikation für eine Pharmakotherapie der Depression besteht (Bloom et al. 2009). Die schlaffördernde Wirkung stellt sich dabei früher ein als der antidepressive Effekt.

Trizyklische Antidepressiva wirken auch bei Menschen mit primärer Insomnie ohne Depression schlafanstoßend (Hajak et al. 2001). Dieser schlafanstoßende Effekt nimmt in der Stärke von Doxepin über Trimipramin, Mianserin, Amitriptylin und Maprotilin ab (Reinbold und Assion 2009).

Untersuchungen zur Wirksamkeit von trizyklischen Antidepressiva bei älteren Menschen mit Insomnie sind rar (Krystal 2009). Trotz ihrer relativ guten Verträglichkeit gelten trizyklische Antidepressiva aber aufgrund ihrer anticholinergen Effekte als ungeeignet für ältere Menschen (Wehling et al. 2016).

Trizyklische Antidepressiva bewirken aufgrund ihrer anticholinergen Effekte unerwünschte Wirkungen wie Mundtrockenheit, Akkomodationsstörungen, Harnverhalt und Beeinträchtigungen der Gedächtnisleistung. Klinisch resultieren Gangunsicherheit, Schwindel, Sturz, Verwirrtheit und Delir (Berry et al. 2011; Berry et al. 2016; Quach et al. 2013). Der anticholinerge Effekt ist bei Amitriptylin am stärksten ausgeprägt und nimmt über Clomipramin, Trimipramin, Doxepin und Imipramin ab (Reinbold und Assion 2009).

Doxepin verfügt in niedriger Dosis über eine hohe Selektivität für den Histaminrezeptor und wirkt so sedierend ohne wesentliche anticholinerge Effekte (Yeung et al. 2015). Für Doxepin konnte in einer Studie an 240 älteren Menschen die Wirksamkeit bei Anwendung in einer Dosis von 1 oder 3 mg über zwölf Wochen bei guter Verträglichkeit nachgewiesen werden, wobei die höhere Dosis wirksamer war (Krystal et al. 2010). Die in dieser Studie verwendete Dosis von Doxepin war deutlich geringer als die zur Behandlung einer depressiven Episode erforderliche Dosis. Die in Deutschland verfügbare niedrigste Zubereitung von Doxepin umfasst 5 mg in Tablettenform (ROTE LISTE® 2015 Buchausgabe – Einzelausgabe 2015). In den USA ist Doxepin in einer Dosis von 3 und 6 mg für die Behandlung der primären Insomnie zugelassen.

Die Einnahme von Doxepin sollte angesichts seiner hohen Lipophilie nicht gleichzeitig zu den Mahlzeiten erfolgen. Doxepin wird oxidativ über CYP2D9 und CYP2C19 metabolisiert, kann also bei älteren Menschen mit reduzierter Stoffwechselaktivität und Polypharmazie kumulieren (Krystal et al. 2010). Niedrig dosiertes Doxepin verlängert bei älteren Menschen die Gesamtschlafzeit und verbessert das Durchschlafen (Krystal et al. 2010; Scharf et al. 2008). Die Nebenwirkungen von Doxepin liegen bei Verwendung einer niedrigen Dosis fast auf Plazeboniveau, wobei am häufigsten Kopfschmerzen und Müdigkeit berichtet wurden (Yeung et al. 2015). Bisher sind keine Studien verfügbar, in denen die Wirkung von niedrig dosiertem Doxepin mit der Wirkung anderer Hypnotika verglichen wurde.

Amitriptylin ist für die Behandlung der primären Insomnie nicht zugelassen. Angesichts seiner ausgeprägten anticholinergen Effekte sollte Amitriptylin bei älteren Menschen zurückhaltend verordnet werden (Holt et al. 2010; Vitiello und Borson 2001; Wehling et al. 2016), zumal praktisch keine Studien zur Wirksamkeit von Amitriptylin bei der Insomnie älterer Menschen verfügbar sind. Zudem verursachen sie

Schwindel, Sedierung am Tag und Schläfrigkeit (Peter-Derex et al. 2015). Für die pharmakologische Behandlung der Insomnie sind bessere Alternativen verfügbar.

Trazodon ist ein Triazolopyridinderivat mit dual-serotonerger Wirkung. Trazodon gehört nicht zur Gruppe der Trizyklika. Im Vergleich zu den klassischen Serotonin-Wiederaufnahmehemmern (SSRIs) wird die Wiederaufnahme von Serotonin durch Trazodon eher moderat gehemmt. Darüber hinaus blockiert Trazodon selektiv den postsynaptischen 5 HT_2-Rezeptor. Auf diese Weise wird indirekt die antidepressive Wirkung durch die Förderung der serotonergen Neurotransmission über den $5\text{-}HT_{1A}$-Rezeptor erhöht. Die $5\text{-}HT_2$-Rezeptorblockade wird auch für den ausgeprägt sedierenden Effekt von Trazodon verantwortlich gemacht. Weiterhin blockiert Trazodon α_1-Rezeptoren und kann so Kreislaufregulationsstörungen verursachen. Der anticholinerge Effekt ist eher gering bis vernachlässigbar (Reinbold und Assion 2009). Klinisch fördert Trazodon den Schlaf bei Menschen mit Insomnie und Depression (Kaynak et al. 2004; Obermeyer und Benca 1999). Die Metabolisierung von Trazodon erfolgt über CYP2D6 und CYP3A4.

Kleinere Studien zeigen auch, dass insbesondere Durchschlafstörungen bei Menschen mit Demenz auf eine Therapie mit Trazodon ansprechen, ohne dass Überhangeffekte, relevante kognitive oder funktionelle Beeinträchtigungen am Tag beobachtet werden (Camargos et al. 2014). Für eine antidepressive Wirkung sind Dosen von 150 bis 600 mg pro Tag erforderlich (Schutte-Rodin et al. 2008), die Schlaflosigkeit bessert sich schon ab Dosen um 50 mg zur Nacht. Die Wirkung stellt sich nach etwa zwei Wochen ein und nimmt in den kommenden vier bis sechs Wochen weiter zu (Mashiko et al. 1999). Der wesentliche Effekt von Trazodon ist eine Verlängerung der Gesamtschlafzeit.

In einer kleinen Studie mit polysomnograpischer Messung des Nachtschlafs verlängerte Trazodon die Gesamtschlafzeit, besserte die Schlafkontinuität und erhöhte den Tiefschlafanteil signifikant. Zudem besserte sich die Bewertung des Schlafs mittels PSQI relevant und signifikant innerhalb von sieben Tagen (Kaynak et al. 2004). In einer weiteren Studie an 34 Patienten mit Demenz wurde der Effekt von 50 mg Trazodon auf den Nachtschlaf untersucht. Dabei sprachen fast 65 % der im Durchschnitt 79-jährigen Patienten auf die Therapie an, ohne dass relevante Nebenwirkungen berichtet wurden (Camargos et al. 2011; Camargos et al. 2014; Camargos et al. 2015).

Zu den eher milden unerwünschten Wirkungen von Trazodon gehören Benommenheit (5,6 %), Müdigkeit (3,1 %), Übelkeit (3 %), Schwindel (2,6 %), Mundtrockenheit (2,5 %), Kopfschmerzen (1,6 %), Hypotonie (1,2 %), Agitiertheit (1,1 %) und Tachykardie (1 %) (Haria et al. 1994). Anticholinerge und kardiotoxische Wirkungen wurden bei Trazodon nicht beschrieben (Bayer et al. 1983).

Bisher fehlen kontrollierte Studien zu Trazodon, die eine Wirksamkeit bei älteren Menschen mit Insomnie und ohne Demenz nachweisen. Daher ist der Einsatz von Trazodon zur alleinigen Therapie von Schlafstörungen ein Off-Label-Use, auch wenn aufgrund kleiner Studien günstige Effekte bei guter Verträglichkeit für Trazodon vorliegen (James und Mendelson 2004).

Mirtazapin wirkt durch die Wiederaufnahmehemmung von Noradrenalin und Serotonin. Aufgrund seiner sedierenden Eigenschaften kann es bei Menschen mit Depression und Insomnie eingesetzt werden. Mirtazapin verbessert die Schlafarchitektur und steigert die Schlafeffizienz durch Verkürzung der Einschlaflatenz und die Reduktion der Anzahl von nächtlichen Aufwachereignissen (Winokur et al. 2003). Dabei waren die Effekte auf den Schlaf bei einer Dosis von 15 mg bereits vorhanden und eine weitere Steigerung der Dosis war ohne zusätzlichen Effekt auf den Schlaf (Winokur et al. 2003). Der noradrenerge Effekt von Mirtazapin stimuliert zusätzlich die Melatoninsynthese (Palazidou et al. 1992). Mirtazapin wird schnell oral aufgenommen und über die Niere ausgeschieden. Die renale Clearance ist bei älteren Menschen um 10–40 % reduziert.

Mirtazapin ist für die alleinige Behandlung der Insomnie nicht zugelassen, kann aber bei Depression und komorbider Insomnie verordnet werden.

Mirtazapin wird in der Regel gut vertragen. In einer kleineren Studie zeigte es auch günstige Wirkungen bei Menschen mit Demenz (Raji und Brady 2001). Als unerwünschte Wirkungen werden Benommenheit, gesteigerter Appetit, Mundtrockenheit, Restless-Legs (30 %) und

Gewichtszunahme beobachtet (Montgomery 1995). Bei der Anwendung von Mirtazapin muss aber auch bedacht werden, dass sich wie auch bei allen niedrig und hochpotenten Neuroleptika die Mortalität verdoppelt (Danielsson et al. 2016).

Agomelatin ist ein schwacher Hemmer der serotonergen 5-HT$_{2c}$-Rezeptoren. Dieser Effekt wird auch bei anderen Antidepressiva wie Mianserin, Mirtazapin oder Amitriptylin gesehen. Weiterhin wirkt Agomelatin agonistisch auf melatonerge MT$_1$- und MT$_2$-Rezeptoren. Agomelatin hat keine Affinität zu anticholinergen Rezeptoren, so dass auch keine anticholinergen (unerwünschten) Wirkungen zu erwarten sind. Der Nucleus suprachiasmaticus weist eine hohe Dichte an 5-HT$_{2c}$-, MT$_1$- und MT$_2$-Rezeptoren auf. Durch den dualen Wirkmechanismus werden positive Effekte auf den zirkadianen Rhythmus, die Schlafqualität und depressive Symptome erwartet.

Zur Wirksamkeit von Agomelatin liegen mehrere prospektive placebokontrollierte Studien über maximal acht Wochen vor. Davon waren drei Studien im Ergebnis negativ. In einer Metaanalyse zeigte sich ein signifikanter Effekt gemessen anhand der Hamilton-D-Skala mit einer Verbesserung von 1,5 Punkten. Verbesserungen werden zum Beispiel vom britischen NICE als relevant eingestuft, wenn sie wenigstens 3 Punkte umfassen.

Andere Präparate zur Behandlung von Schlafstörungen

Antihistaminika werden gelegentlich bei Insomnie verordnet (Lippmann et al. 2001). Sie greifen in das komplexe neuronale System der Regulation von Schlaf und Wachheit ein und induzieren durch ihren Histaminantagonismus eine Vigilanzminderung. Die verfügbaren Präparate sind zum Teil frei verkäuflich (Diphenhydramin, Doxylamin) oder verschreibungspflichtig (Hydroxizin, Promethazin).

Die Datenlage zu ihrer Wirksamkeit bei Insomnie ist jedoch unzureichend, da nur wenige Studien mit geringen Probandenzahlen verfügbar sind. Auch fehlt der Beleg dafür, dass Antihistaminika eine Insomnie wirklich bessern oder die Schlafzeit verlängern (Kamel und Gammack 2006). Unerwünschte Effekte sind häufig und manifestieren sich als anticholinerge Effekte mit Mundtrockenheit, Akkomodationsstörungen, Obstipation, Harnblasen-Entleerungsstörungen, Hirnleistungsstörungen, Benommenheit am Tag, Delir und visuellen Halluzinationen (Glass et al. 2003). Diese Präparate sollten daher bei älteren Menschen nicht angewendet werden (Wehling et al. 2016).

Für *Chloraldurat* gibt es keine aussagefähigen Studien. Bei längerem Gebrauch besteht das Risiko der Toleranz und Abhängigkeitsentwicklung. Psychische Beeinträchtigung und eine Verlängerung der QT-Zeit wurden beschrieben (Holt et al. 2010).

Gerade für den hausärztlichen Bereich spielen *Phytopharmaka* zur Behandlung einer Insomnie bei älteren Menschen eine erhebliche Rolle. Sie stellen hier eine nebenwirkungsarme bis nebenwirkungsfreie Behandlungsalternative dar. Dabei kann der nicht unerhebliche Placebo-Effekt zusätzlich genutzt werden. Der klinische Nutzen von pflanzlichen Präparaten wird aber auch kontrovers diskutiert.

Studien zeigen aber auch objektive neurophysiologische Veränderungen unter einer Phytotherapie. Baldrian scheint die Schlafqualität ohne wesentliche Nebenwirkungen zu verbessern (Bent et al. 2006). Auch veränderte sich bei Einnahme eines pflanzlichen Mischpräparats (Neurexan) das Schlaf-EEG (Dimpfel). In einer Beobachtungsstudie war Neurexan wirksamer bezüglich milder Angst, Unruhe und Nervosität als ein Baldrianpräparat (Hubner et al. 2009). Beide Präparate wurden gut vertragen. Beide Präparate wirken auch auf den Schlaf, wobei die Wirksamkeit dabei durch Schlaftagebücher erfasst wurde. Neurexan verlängerte die subjektive Gesamtschlafzeit deutlicher als Baldrian und die subjektive Schlafqualität verbesserte sich unter beiden Präparaten über einen Zeitraum von 28 Tagen (Waldschütz und Klein 2008).

> **Merke**
>
> Auch wenn bei der Behandlung einer Insomnie mit Phytopharmaka Placebo-Effekte nicht auszuschließen sind, ist der subjektive Benefit und die Nebenwirkungsfreiheit dieser Präparate entscheidend.

Nicht auf dem deutschen Markt verfügbar ist der in den USA zugelassene Orexin-Antagonist *Suforexant*. In einer prospektiven, randomisierten und Placebo-kontrollierten Studie mit über 600 älteren Teilnehmern verbesserten 15 mg Suvorexant das Ein- und Durchschlafvermögen. Die Hauptnebenwirkung war Müdigkeit am Tag mit einer Häufigkeit von 5,4 % in der Verum- und 3,2 % in der Placebogruppe (Herring et al. 2017). Dieses völlig neue Wirkprinzip scheint bei guter Verträglichkeit und geringer Nebenwirkungsrate eine Alternative bei der Pharmakotherapie der Insomnie zu sein.

Einfluss von Antidementiva auf den Schlaf von Patienten mit Alzheimer-Demenz

Acetylcholin hat einen Einfluss auf die Schlafarchitektur und die Regulation des REM-Schlafs (Jones 1991). Daher ist von Cholinesterasehemmern eine Wirkung auf den Schlaf zu erwarten.

Die Verabreichung von *Donepezil* verkürzt die REM-Latenz, erhöht den REM-Anteil und reduziert die niedrigen Frequenzen im EEG während des REM-Schlafs (Cooke et al. 2006b; Moraes et al. 2006; Schredl et al. 2000). Die abendliche Verabreichung von Donepezil fördert Alpträume und Schlaflosigkeit. Donepezil verbessert gering die Schlafqualität, wenn es morgens verabreicht wird (Kitabayashi et al. 2006; Song et al. 2013). In einer Studie mit zwölf Patienten mit einer Alzheimer-Demenz verbesserte Donepezil die Hirnleistung und erhöhte den Anteil an REM-Schlaf signifikant (Mizuno et al. 2004). In einer weiteren Studie mit 23 Teilnehmern wurden diese kognitiven Ergebnisse bestätigt. Zusätzlich reduzierte sich die Prävalenz einer Schlafapnoe unter Donepezil (Moraes et al. 2008). In einer größeren Studie fand sich lediglich ein höherer Anteil an Schlafstadium 2 unter einer Therapie mit Cholinesterasehemmern ohne dass ein Effekt auf den REM-Schlaf beobachtet wurde (Cooke et al. 2006b). Jedoch wurde auch unter einer Behandlung mit *Galantamin* in einer Dosis von 24 mg über vermehrtes Auftreten von Alpträumen berichtet (Stahl et al. 2004). *Rivastigmin* verlängert die REM-Schlaf-Zeit bei Gesunden (Schredl et al. 2000). Auch *Memantine* scheint einen günstigen Einfluss auf den Schlaf zu haben

(Fleischhacker et al. 1986). Jedoch fehlen bisher randomisierte Studien zu Memantine. Auch die Wirkung einer Kombinationstherapie verschiedener Antidementiva auf den Schlaf wurde bisher kaum untersucht.

In einer Studie wurden die Effekte verschiedener Cholinesterasehemmer auf die Schlafqualität Demenzkranker verglichen. Die mittels PSQI bestimmte Schlafqualität verbesserte sich bei 82 % der mit Galantamin behandelten, bei 75 % der mit Rivastigmin behandelten und bei 50 % der mit Donepezil behandelten Patienten (Kaufer et al. 2005; Naharci et al. 2015).

7.2 Tagesschläfrigkeit (Hypersomnolenz) beim alten Menschen

7.2.1 Häufigkeit und Typen von Tagesschläfrigkeit

Tagesschläfrigkeit ist ein Syndrom, das durch Einschlafen in Situationen gekennzeichnet ist, in denen Wachheit üblich oder gewünscht ist (Bliwise et al. 1989). Tagesschläfrigkeit kann situativ auftreten z. B. als Folge von Schlafmangel (sog. state-sleepiness) oder andauern quasi als eine Eigenschaft (trait-sleepiness) (Cluydts et al. 2002).

Andauernde (trait-sleepiness) Tagesschläfrigkeit ist auch im höheren Lebensalter nicht normal. Sie beeinträchtigt die Lebensqualität (Rao et al. 2005) und die Funktionalität im Alltag (Vitiello et al. 1993), prädisponiert zur Heimunterbringung (Hoch et al. 1989; Vitiello et al. 1984), erhöht das Sturzrisiko (Sloane et al. 2007a), verschlechtert die Hirnleistung (Bliwise et al. 1983; Jones et al. 2016) und hat prognostische Relevanz (Reynolds et al. 1987). Sie beeinflusst und verschlimmert geriatrische Syndrome (Vitiello et al. 1993).

> **Merke**
>
> Andauernde Schläfrigkeit ist auch im höheren Lebensalter nicht normal.

Zu den somatischen Erkrankungen, die andauernde Tagesschläfrigkeit verursachen können, gehören unter anderem die Herzinsuffizienz, fortgeschrittene Demenz-Syndrome, eine depressive Episode, die Exsikkose, Elektrolytstörungen und hyperglykämische Blutzuckerentgleisungen, die Hypothyreose, Nebenwirkungen von Medikamenten (Cochen et al. 2009), eine reizarme Umgebung sowie Eintönigkeit und Langeweile im Alltag.

Bei der Abklärung von Tagesschläfrigkeit steht die Erhebung der Anamnese an erster Stelle. Hieraus ergeben sich erste Hinweise auf Störungen des Tag-Nacht-Rhythmus (zirkadianer Rhythmus) oder auf ein chronisches Schlafdefizit. Die letztere Ursache betrifft überwiegend Jugendliche und ist in dieser Bevölkerungsgruppe der häufigste Grund für eine Hypersomnie.

Störungen des zirkadianen Rhythmus finden sich häufiger im höheren Lebensalter (Cochen et al. 2009). Die Betroffenen berichten über sehr frühe oder sehr späte Bettgehzeiten. Die Gesamtschafzeit ist nicht verändert und der Schlaf wird oft als erholsam empfunden. Die Wach- und die Schlafphasen weichen aber deutlich von den üblicherweise zu erwartenden Zeiten ab und interferieren mit dem sozialen Leben. Diese Störungen werden als Syndrom der vorverlagerten bzw. verzögerten Schlafphase bezeichnet (Cochen et al. 2009).

Die zugrundeliegenden pathophysiologischen Mechanismen sind vielfältig und unterschiedlich. Die Suche nach den auslösenden Ursachen und deren Therapie ist stets die diagnostische Basismaßnahme.

Die Abbildung 7.4 gibt eine Übersicht über die Schritte zur Abklärung von Tagesschläfrigkeit (▶ Abb. 7.4).

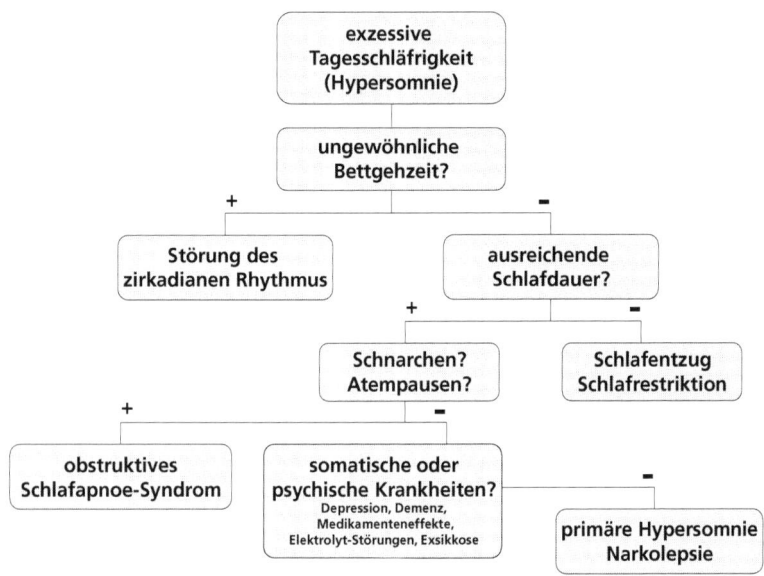

Abb. 7.4: Übersicht über die erforderlichen diagnostischen Maßnahmen zur Abklärung von Tagesschläfrigkeit (modifiziert nach Bloom et al. 2009, S. 765)

7.2.2 Diagnostik von Tagesschläfrigkeit

Zur Erfassung der andauenden Tagesschläfrigkeit stehen mehrere Instrumente zur Verfügung. Weiteste Verbreitung hat die Epworth Sleepiness Scale (ESS) (Hoch et al. 1986) gefunden, die auch für ältere Menschen validiert wurde (Ancoli-Israel 2000; Schredl et al. 2000; Skjerve et al. 2004b). Eine Validierung der ESS für geriatrische Patienten fehlt bisher.

Kann dieses Selbstbeurteilungsinstrument nicht angewendet werden (Gehrman et al. 2003), steht mit dem *Essener Fragebogen Alter und Schläfrigkeit* (EFAS) ein für alte Menschen validierter Fremdbeurteilungsbogen zur Verfügung, der ebenso wie andere Skalen kostenlos von der Homepage der Deutschen Gesellschaft für Schlafforschung und Schlafmedizin heruntergeladen werden kann (www.dgsm.de).

7.2.3 Schlafbezogene Atmungsstörungen (SBAS)

Mehr als die Hälfte der älteren Menschen sind von einer schlafbezogenen Atmungsstörung (SBAS) betroffen (Cochen et al. 2009). Bei der obstruktiven Schlafapnoe werden durch die frustranen Atembewegungen starke Unterdrucke im Brustkorb erzeugt und von thorakalen Mechanorezeptoren detektiert. Diese induzieren dann den entscheidenden Weckreiz. Der Patient wacht auf, der Rachen wird wieder tonisiert, öffnet sich und eine freie Atmung wird wieder möglich. Mit dem erneuten Einschlafen wiederholt sich dieser Zyklus. So kann es vorkommen, dass Patienten mit einer schweren Schlafapnoe mehrere hundertmal in der Nacht aufwachen. Die Aufwachphasen dauern oft nur wenige Sekunden, reichen für einen oder zwei gute Atemzüge aus, können aber morgens nicht erinnert werden.

Dies ist wichtig zu wissen, dass sich Patienten an ihre nächtlichen Atemereignisse nicht erinnern können. Daher verwundert es auch nicht, dass gerade bei alleinstehenden älteren Menschen selbst eine schwere Schlafapnoe lange unentdeckt bleiben kann. Die Betroffenen berichten eher über eine gestörte Tagesbefindlichkeit mit Einschlafneigung und Müdigkeit. Auch die Stimmung kann sehr gedrückt sein. Bei einer solchen Symptomatik ist es wichtig, an eine Schlafapnoe als Ursache zu denken. Dies ist umso wichtiger, da heute sehr gute Behandlungsmöglichkeiten verfügbar sind, die auch von alten Menschen akzeptiert werden (Netzer et al. 2016).

Als Folge der Atempausen verändert sich auch der Sauerstoffgehalt des Blutes. Dieser sinkt infolge der Atempause ab. Bei Patienten mit Schlafapnoe werden zum Teil erhebliche Sauerstoffmangelzustände gefunden.

Schlafunterbrechung mit vielen Aufwachereignissen und der Sauerstoffmangel infolge der Atmungsstörung sind die beiden entscheidenden pathophysiologischen Mechanismen, die die Folgeerkrankungen der Schlafapnoe verursachen.

> **Merke**
>
> Die Schlafapnoe ist eine der häufigen Ursachen für die Tagesschläfrigkeit älterer Menschen. Aufgrund der ungünstigen Auswirkungen der SBAS auf die allgemeine Gesundheit, die Befindlichkeit, die Funktionalität im Alltag und die Hirnleistung sowie die verfügbaren Behandlungsmöglichkeiten auch bei Demenzkranken (Ancoli-Israel et al. 1991a; Chong et al. 2006), sollte die Indikation zu einer entsprechenden Abklärung gerade bei älteren Menschen großzügig gestellt werden.

Die Häufigkeit der nächtlichen Atemereignisse pro Stunde (Apnoe-Hypopnoe-Index, AHI) gilt auch bei alten Menschen als Parameter zur Beurteilung des Schweregrads einer Schlafapnoe (Young et al. 2002).

Tabelle 7.4 zeigt die Schwergradeinteilung der schlafbezogenen Atmungsstörungen auf dem Boden des Apnoe-Hypopnoe-Index (Mayer et al. 2017) (▶ Tab. 7.4).

Tab. 7.4: Schweregradeinteilung der schlafbezogenen Atmungsstörungen (SBAS) (auf Grundlage von Mayer et al. 2017, S. 106)

Apnoe-Hypopnoe- Index (AHI)	Schweregrad der schlafbezogenen Atmungsstörungen (SBAS)
< 5/h	keine
5–15/h	leicht
15–30/h	mittelschwer
> 30/h	schwer

Klinisch berichten die Patienten über Tagesschläfrigkeit. Bettpartner berichten von lautem nächtlichen Schnarchen und Atempausen. Aufgrund solcher Angaben kann bereits die Verdachtsdiagnose Schlafapnoe gestellt werden. Die Absicherung der Diagnose erfolgt durch eine apparative Screeninguntersuchung mit Aufzeichnung von Atemgasfluss, Schnarchgeräuschen, Atembewegungen, Pulsfrequenz, Sauerstoffsättigung und

Körperlage (sog. Polygraphie) gemäß der Leitlinie »Nicht erholsamer Schlaf/Schlafstörungen« der Deutschen Gesellschaft für Schlafforschung und Schlafmedizin (Mayer et al. 2017).

Da bei einer Polygraphie keine Schlafparameter aufgezeichnet werden, kann auch eine schwere Schlafapnoe dann übersehen werden, wenn der Patient während der Aufzeichnung nicht ausreichend geschlafen hat. Eine Polygraphie eignet sich daher nicht zur Ausschlussdiagnostik. Zur Sicherung der Diagnose einer schlafbezogenen Atmungsstörung und vor Einleitung einer Therapie muss daher oft eine Untersuchung in einem Schlaflabor (Polysomnographie) erfolgen (Mayer et al. 2011).

Durch die Behandlung erfolgt eine Beseitigung der Atemereignisse mittels einer nächtlichen Überdruckbeatmung (Positive Airway Pressure (PAP)-Therapie) mit ihren verschiedenen Modifikationen. Diese Therapie – die hier mit ihren vielen Variationen nicht im Einzelnen dargestellt werden kann – sollte auch älteren Menschen nicht vorenthalten werden, da diese nachweislich davon profitieren (Chong et al. 2006).

Allerdings ist die Akzeptanzrate der PAP-Therapie bei alten Menschen geringer. Gründe für eine Ablehnung sind Probleme bei der Handhabung der Geräte und die fehlende Toleranz der Einengung im Gesichtsbereich (Ancoli-Israel et al. 2003a). Weitere Therapieoptionen sind die Lagerungsbehandlung oder Unterkieferprotrusionsschienen. Letztere sind bis zu einer mittelschweren Schlafapnoe wirksam, machen aber einen Zahnstatus mit wenigstens zehn Zähnen im Kiefer erforderlich, damit die Protrusionsschiene halten kann. Eine alleinige Sauerstofftherapie ist bei obstruktiver Schlafapnoe nicht indiziert und wäre ein Off-Label-Use (Moran et al. 2005).

Neu ist die Therapie mit einem Hypoglossusschrittmacher. Dabei wird im Schlaf über eine implantierte Sonde die Aktivität der Inspirationsmuskulatur registriert. Der Schrittmacher gibt dann einen Stimulationsimpuls an den N. Hypoglossus ab. Hierdurch wird der Rachen tonisiert und die Apnoefrequenz deutlich reduziert. Erste Studien zeigen, dass dieses Verfahren auch bei älteren Menschen wirksam ist. Die Indikation für diese noch sehr teure Therapie ist die Intoleranz gegenüber den zugelassenen anderen Therapieverfahren der Schlafapnoe bei klar bestehender Behandlungsindikation.

7.3 Das Restless-Legs-Syndrom

Das Restless-Legs-Syndrom (RLS) wird zu den schlafbezogenen Bewegungsstörungen gezählt (Ito und Inoue 2015). Die Erstbeschreibung des Krankheitsbilds stammt von dem englischen Arzt Thomas Willis, der 1685 die typischen klinischen Symptome zu einem Krankheitsbild zusammenfasste. Im Mittelalter wurden Restless-Legs als »Nachtschreiten« bezeichnet. Auslöser war der in dieser Zeit häufig praktizierte Aderlass. Dieser verursachte einen Eisenmangel, der als eine der Ursachen für ein RLS gilt (Ekbom und Ulfberg 2009).

Aus dem 19. Jahrhundert stammen Beschreibungen wie z. B. Anxietas tibiarum. Ordneten frühere Lehrmeinungen das Syndrom noch den psychisch verursachten Erkrankungen zu (Ekbom und Ulfberg 2009), so ist das Restless-Legs-Syndrom heute ein eigenständiges Krankheitsbild (Garcia-Borreguero und Williams 2014).

7.3.1 Epidemiologie des Restless-Legs-Syndroms

In den westlichen Industrieländern sind etwa 6–12 % der Bevölkerung von einem RLS betroffen (Wilson et al. 2007). Mit dem Alter steigt die Prävalenz. Etwa 10 % der älteren Menschen leiden an einem Restless-Legs-Syndrom (Bombois et al. 2010). Frauen sind etwa doppelt so häufig betroffen wie Männer (Berger et al. 2004; Rothdach et al. 2000).

> **Merke**
>
> Das RLS ist auch für den geriatrisch tätigen Arzt eine Erkrankung, die ihm im Alltag regelmäßig begegnet und deren Management er beherrschen sollte.

Zu Beginn der Erkrankung schwankt die Symptomatik erheblich. Tage mit Beschwerden wechseln mit zum Teil sehr langen, beschwerdefreien Phasen. Dies kann die Diagnosestellung gerade zu Beginn der Erkrankung erschweren. Die zunehmend als unangenehm und quälend empfundenen Symptome führen die Patienten aber früher oder später zum Arzt. Der Verlauf des RLS ist in der Regel progredient (Allen et al. 2005). Ein RLS schränkt die Lebensqualität erheblich ein (Schulz und Beach 1999). Die Inzidenz von depressiven Episoden und Angststörungen ist bei Menschen mit RLS deutlich erhöht (Winkelmann et al. 2005).

7.3.2 Pathophysiologie des Restless-Legs-Syndroms

Über die Genese des RLS ist noch wenig bekannt. Eine Hypothese vermutet eine Dysfunktion der zentralnervösen dopaminergen und opioidergen Neurotransmittersysteme (Hening 2004; Montplaisir et al. 1991; Trenkwalder und Paulus 2004), da dopaminerge und opioidartige Substanzen symptomatisch wirksam sind. Zudem zeigen Patienten mit RLS eine reduzierte Dopamin D_2-Rezeptordichte im Putamen und in der Substantia nigra (Connor et al. 2009).

Eine andere Hypothese vermutet ursächlich eine Hypoxämie in den Extremitäten. In einer kleinen Fall-Kontrollstudie zeigten Patienten mit RLS im Vergleich zu Kontrollpatienten signifikant niedrigere Sauerstoffpartialdrucke in den Beinen. Zudem korrelierte der Schweregrad des RLS mit dem Ausmaß der peripheren Hypoxämie (Salminen et al. 2014). Diese Ergebnisse müssen zunächst reproduziert werden, könnten dann aber den Weg für neue Therapieverfahren ebnen.

Beim RLS wird eine primäre – idiopathische – Form von einer sekundären Form mit mutmaßlich bekannter Ursache unterschieden. Beim primären oder idiopathischen RLS, das etwa 40 % aller Fälle von RLS ausmacht, wird eine gentische Komponente bei etwa der Hälfte der Fälle vermutet (Allen et al. 2003).

Das Ersterkrankungsalter ist bei idiopathischen RLS mit etwa 30 Jahren niedrig. Die Beschwerden nehmen aber im Laufe des Lebens langsam zu, so dass auch Symptomatik und Leidensdruck zunehmen (Allen et al. 2003).

Ein sekundäres RLS beginnt oft erst im höheren Lebensalter und die Symptomatik schreitet schneller voran (Kushida 2007). Dabei bleibt aber unklar, ob ein im höheren Lebensalter beginnendes RLS stets als sekundär einzustufen ist (Allen und Earley 2001). Etwa 20–40 % aller Dialysepatienten leiden an einem RLS (Winkelman et al. 1996). Eine Häufung des RLS findet sich auch in der Schwangerschaft (20 %) (Goodman et al. 1988), bei Eisenmangel (O'Keeffe et al. 1994), bei Polyneuropathie (Pistacchi et al. 2014) und bei rheumatoider Arthritis (Salih et al. 1994).

Da ein Eisenmangel gut behandelbar ist, sollte bei allen Patienten mit RLS danach gesucht und dieser stets behoben werden. Arzneimittel, die ein RLS auslösen oder verschlechtern können, sind Antidepressiva der ersten und zweiten Generation, Lithium, Antipsychotika (z. B. Haloperidol, Risperidon, Quetiapin), Interferon alpha, L-Thyroxin, Östrogene, Phenytoin und Simvastatin. Unter den Antidepressiva der zweiten Generation hat Mirtazapin mit über 25 % das höchste Risiko, ein RLS zu induzieren oder zu verstärken, gefolgt von Paroxetin, Sertralin, Escitalopram, Venlafaxin, Duloxetin, Fluoxetin und Citalopram mit ca. 4 % (Rottach et al. 2008). Aufgrund der gleichzeitigen Verordnung vieler Medikamente im Alter (Polypharmazie) (Wehling et al. 2016) haben ältere Menschen ein höheres Risiko für die Entwicklung eines sekundären RLS-Syndroms. Systematische Studien zu diesem wichtigen Thema fehlen jedoch bislang.

7.3.3 Diagnostik des Restless-Legs-Syndroms

Die aus dem Jahr 1995 stammenden Diagnosekriterien der International Restless Legs Study Group (IRLSSG) wurden im Jahre 2002 revidiert (Allen et al. 2003).

Die Diagnostik umfasst die Erhebung der Anamnese, eine körperliche Untersuchung sowie die Bestimmung von Laborparametern (Nierenretentionswerte, Blutbild, Eisenstoffwechsel). Die Diagnose wird primär klinisch gestellt. Bestehen Unsicherheiten, ist eine apparative Diagnostik mittels Aktometrie und bei weiterhin bestehender Unsicherheit eine Untersuchung im Schlaflabor indiziert. Durch eine Polysomnographie können Restless-Legs gesichert werden. Außerdem werden durch die Polysomnographie zusätzlich vorhandene Schlafstörungen erkannt bzw. ausgeschlossen.

7.3 Das Restless-Legs-Syndrom

Die Betroffenen klagen über einen starken Bewegungsdrang in den Beinen, der mit erheblichen Missempfindungen einhergeht (Ballard et al. 1996). Die Beschwerden zeigen eine charakteristische Tagesrhythmik, die diagnostisch verwertbar ist. Die Beschwerden sind am Morgen kaum oder nicht vorhanden und nehmen zum Abend hin erheblich zu. Der Beschwerdegipfel liegt am späten Abend und in der Nacht. Dadurch wird der Nachtschlaf stark gestört. Entsprechend ist der Nachtschlaf nicht ausreichend und nicht erholsam. Typische Symptome am Tag sind Müdigkeit, reduzierte Leistungsfähigkeit, Reizbarkeit und Konzentrationsstörungen. Das Bewegen der Beine führt zu einer Linderung der Beschwerden. Diese typische Anamnese grenzt das RLS differenzialdiagnostisch verlässlich von Polyneuropathien oder einer peripher arteriellen Verschlusskrankheit ab.

Die sensiblen Phänomene können einseitig oder beidseitig auftreten. Ein Lagewechsel sowie Aufstehen und Umhergehen lindern die Beschwerden (Walters et al. 2003).

Merke

Die Diagnose eines RLS kann alleine aus der typischen Anamnese herausgestellt werden und macht bei eindeutigen Angaben keine weitere apparative Diagnostik mehr erforderlich.

Aufgelistet sind die vier klinischen Kriterien, anhand derer die Diagnose des Restless-Legs-Syndroms gestellt werden (Schulz und Beach 1999):

- Bewegungsdrang in den Beinen, oft mit Missempfindungen einhergehend
- Beginn oder Verschlimmerung der Beschwerden in Ruhe oder bei Inaktivität
- Besserung der Beschwerden bei Bewegung
- Tagesrhythmik mit Verschlimmerung der Symptomatik abends und nachts

Supportive Kriterien, die nicht obligat vorhanden sein müssen, stützen die Diagnose. Hierzu gehören eine positive Familienanamnese (50–60 %), das initiale Ansprechen der Symptome auf eine dopaminerge Therapie (90 %) sowie zusätzlich zu den Missempfindungen auftretende periodische Beinbewegungen im Wachzustand oder im Schlaf (80 %).

Der Schweregrad des RLS kann mithilfe von validierten Fragebögen ermittelt werden (Potvin et al. 2012). Besonders geeignet ist hier die International Restless Legs Study Group Rating Scale (IRLSGRS). Diese Skala enthält zehn Items. Jedes Item wird nach Ausprägung der Symptome mit einem Wert von 0 bis 4 bewertet. Diese Skala umfasst damit einen Wertebereich von 0 bis 40. Sie dient nicht zur Diagnostik eines RLS, sondern zur Bestimmung des Schweregrads eines RLS und zur Verlaufsdokumentation (Garcia-Borreguero et al. 2012).

Ein RLS gilt bei einem IRLSGRS-Score von ≤ 10 als mild, bei einem Score von 11–20 als mittelschwer, bei einem Score von 21–30 als schwer und bei einem Score von mehr als 31 als sehr schwer (Potvin et al. 2012).

Der Schweregrad eines RLS kann auch durch die Anzahl der nächtlichen Myoklonien und die Anzahl der nächtlichen Aufwachreaktionen bestimmt werden. Dies kann durch einfache technische Geräte wie einem Aktometer oder durch die Ableitung des M. tibialis anterior EMGs im Rahmen einer Polysomnographie erfolgen. Der Schwergrad gilt als mild bei 5 bis 25 Ereignissen pro Stunde, als moderat bei 26 bis 50 Ereignissen pro Stunde und als schwer bei mehr als 50 Ereignissen pro Stunde oder einem Aufwachindex (Arousal-Index) von 5 und mehr pro Stunde (▶ Tab. 7.5).

Tab. 7.5: International Restless Legs Study Group Rating Scale (IRLSGRS) (auf Grundlage von Allen et al. 2001, S. 134)

Frage	Score				
	0	1	2	3	4
1. Wie stark würden Sie die RLS-Beschwerden in Ihren	nicht vorhanden	leicht	mäßig	ziemlich	schwer

Tab. 7.5: International Restless Legs Study Group Rating Scale (IRLSGRS) (auf Grundlage von Allen et al. 2001, S. 134) – Fortsetzung

Frage	Score				
	0	1	2	3	4
Beinen oder Armen einschätzen?					
2. Wie stark würden Sie Ihren Drang einschätzen, sich wegen Ihrer RLS-Beschwerden bewegen zu müssen?	nicht vorhanden	leicht	mäßig	ziemlich	schwer
3. Wie sehr werden Ihre RLS-Beschwerden in Ihren Armen oder Beinen durch Bewegung gelindert?	Es mussten keine RLS-Beschwerden gelindert werden	vollständig oder fast vollständig	mäßig	ziemlich	schwer
4. Wie sehr wurde Ihr Schlaf durch Ihre RLS-Beschwerden gestört?	überhaupt nicht	leicht	mäßig	ziemlich	schwer
5. Wie müde oder schläfrig waren Sie tagsüber wegen Ihrer RLS-Beschwerden?	überhaupt nicht	leicht	mäßig	ziemlich	schwer
6. Wie stark waren Ihre RLS-Beschwerden insgesamt?	überhaupt nicht	leicht	mäßig	ziemlich	schwer

Tab. 7.5: International Restless Legs Study Group Rating Scale (IRLSGRS) (auf Grundlage von Allen et al. 2001, S. 134) – Fortsetzung

Frage	Score				
	0	1	2	3	4
7. Wie oft sind Ihre RLS-Beschwerden aufgetreten?	überhaupt nicht	selten (an einem Tag in der Woche)	manchmal (an 2–3 Tagen in der Woche)	oft (an 4–5 Tagen in der Woche)	sehr oft (an 6–7 Tagen in der Woche)
8. Wenn Sie RLS-Beschwerden hatten, wie stark waren diese durchschnittlich?	nicht vorhanden	leicht (bis zu 1 Stunde am Tag)	mäßig (1–3 Stunden am Tag)	ziemlich (3–8 Stunden am Tag)	sehr (8 und mehr Stunden am Tag)
9. Wie sehr haben sich Ihre RLS-Beschwerden auf Ihre Fähigkeit ausgewirkt, Ihren Alltagsaktivitäten nachzugehen?	überhaupt nicht	leicht	mäßig	ziemlich	sehr
10. Wie stark haben Ihre RLS-Beschwerden Ihre Stimmung beeinträchtigt?	überhaupt nicht	leicht	mäßig	ziemlich	sehr

7.3.4 Differenzialdiagnose des Restless-Legs-Syndroms

Differenzialdiagnostisch müssen mehrere Erkrankungen von einem RLS abgegrenzt werden. Hierzu gehört die im höheren Lebensalter häufige

Polyneuropathie. Dabei ist die anamnestische Angabe der Beschwerdelinderung bei Bewegung charakteristisch für ein RLS und damit ein wichtiges Unterscheidungsmerkmal.

Eine weitere Differenzialdiagnose ist das Painful-Legs-and-Moving-Toes-Syndrom, das durch ziehende Schmerzen in den Beinen und unwillkürliche Bewegungen in den Zehen charakterisiert ist. Die Begrenzung der Symptome auf die Zehen sowie der fehlende Bezug zum Schlaf und die fehlende Tagesrhythmik sind differenzialdiagnostisch wichtig (Garcia-Borreguero und Williams 2014).

Das Burning-Feet-Syndrom ist durch brennende Missempfindungen an den Fußsohlen gekennzeichnet und wird im Alter und bei jüngeren Menschen mit schwerer Unterernährung beobachtet. Die Beschwerden nehmen nachts zu, bessern sich aber nicht bei Bewegung (Üçeyler 2016). Therapeutisch hilft Amitriptylin in einer Dosis von etwa 10 mg.

Eine weitere Differenzialdiagnose sind sog. Sleep-Starts, auch hypnotischer Myoklonus oder Jerks genannt. Dieses harmlose Phänomen tritt beim Einschlafen auf, ist durch sehr kurze, nicht repetitive Zuckungen der Extremitäten und des Rumpfs gekennzeichnet. Die Betroffenen berichten zudem über kurze sehr lebhafte Trauminhalte (Pizza et al. 2018).

Der fragmentarische Myoklonus tritt typischerweise während des phasischen REM-Schlafs auf und die Dauer der Myoklonien ist mit etwa 150 Millisekunden deutlich kürzer als beim RLS (Oswald 1959). Die Differenzialdiagnose gelingt mithilfe der Polysomnographie.

Der Parkinson-Tremor sistiert während des Schlafs. Nächtliche Muskelkrämpfe treten eher als singuläre Ereignisse auf und zeigen nicht das für ein RLS typische periodische Muster. Polyneuropathien, radikuläre Symptome und eine periphere arterielle Verschlusserkrankung lassen sich anamnestisch und durch eine gründliche körperliche Untersuchung abgrenzen. Eine weitere wichtige Differenzialdiagnose ist die Akathisie. Diese unerwünschte Nebenwirkung von Neuroleptika ist durch eine starke und oft quälende Bewegungsunruhe gekennzeichnet und lässt sich durch die Anamnese abgrenzen (▶ Tab. 7.6).

Tab. 7.6: Differenzialdiagnosen des Restless-Legs-Syndroms

Erkrankung	Kommentar
Polyneuropathie	klinisch-neurologische Untersuchung
Radikulopathie	klinisch-neurologische Untersuchung
Nervenkompressionssyndrome	klinisch-neurologische Untersuchung
spinale Prozesse	klinisch-neurologische Untersuchung
nächtliche Wadenkrämpfe	Anamnese
Painful-Legs-and-Moving-Toes-Syndrom	Anamnese
Burning-Feet-Syndrom	keine Besserung bei Bewegung, Unterernährung
periphere arterielle Verschlusskrankheit	Anamnese, angiologische Untersuchung
chronisch venöse Insuffizienz	angiologische Untersuchung
Einschlafmyoklonien	Anamnese
Akatisie	Anamnese, Beobachtung

7.3.5 Therapie des Restless-Legs-Syndroms

Die Indikation zur Behandlung ergibt sich aus der klinischen Symptomatik und dem damit verbundenen Leidensdruck. Das Ziel der Behandlung ist die Reduktion der quälenden Symptome, die Verbesserung des Schlafs und der subjektiven Schlafwahrnehmung, eine Verbesserung der Tagesbefindlichkeit und der Lebensqualität. Wirkliche Symptomfreiheit lässt sich nur bei einem kleinen Teil der Patienten erzielen (Trenkwalder et al. 2008).

> **Merke**
>
> Symptomfreiheit ist beim RLS kein realistisches Therapieziel. Darüber muss der Patient aufgeklärt werden.

Die Behandlung kann bei klassischer klinischer Konstellation ohne weitere apparative Diagnostik eingeleitet werden. Die symptomatische pharmakologische Therapie besteht in der Verordnung von dopaminergen Präparaten (Garcia-Borreguero et al. 2012).

L-Dopa

Pharmakologisch werden bei intermittierenden Beschwerden oder bei einem milden RLS dopaminerge Substanzen eingesetzt (Allen et al. 2003). Dabei können retardierte und nicht retardierte Formulierungen je nach klinischem Erscheinungsbild alleine oder in Kombination verordnet werden. Eine Gesamtdosis von 200 bis 300 mg L-Dopa pro Tag sollte nicht überschritten werden, da sonst das Risiko für eine sog. Augmentation ansteigt.

Typischerweise spricht die Symptomatik eines RLS unmittelbar auf eine dopaminerge Therapie an. Dieses Ansprechen kann auch differenzialdiagnostisch genutzt werden (sog. L Dopa-Test) (Stiasny-Kolster et al. 2006). Schwerwiegende Nebenwirkungen treten unter einer L-Dopa-Therapie auch bei langjährigem Einsatz nicht auf. Insbesondere Dyskinesien oder produktive psychiatrische Symptome, wie sie aus der Behandlung von Parkinsonpatienten bekannt sind, treten bei RLS-Patienten nicht auf, sofern die vorgeschlagenen Dosierungen nicht überschritten werden. Die Nebenwirkungen sind eher mild und manifestieren sich als gastrointestinale Symptomatik oder leichte Orthostase-Reaktion. Störungen der Impulskontrolle treten deutlich seltener auf als bei Parkinsonpatienten (Garcia-Borreguero und Williams 2014).

Die sog. Augmentation gilt als die schwerwiegendste Nebenwirkung einer dopaminergen Therapie. Sie ist durch eine Zunahme der Beschwerden unter einer zunächst erfolgreichen dopaminergen Therapie gekennzeichnet. Klinisch berichten die Patienten darüber, dass die Beschwerden während der Ruheperioden schon zeitlich zwei oder mehr Stunden früher auftreten als sonst, ganztägig bestehen, auch andere Körperteile wie z. B. Arme mitbetreffen und weniger gut auf die bisher wirksame Therapie ansprechen (Allen und Earley 1996; Deutsche Gesellschaft für Psychiatrie, Psychotherapie und Nervenheilkunde; Deutsche Gesellschaft für Neurologie 2010; García-Borreguero et al. 2007). Eine Augmentation kann auch dann angenommen werden, wenn eine zeitliche Vorverlagerung der Symptomatik fehlt, aber einzelne oder mehrere der nachfolgend aufgeführten Kriterien erfüllt werden. Oft ist dann ein Wechsel der Pharmakotherapie erforderlich.

- Zunahme der Beschwerdeintensität in Verbindung mit einer Steigerung der Medikation
- Abnahme der Beschwerdeintensität bei Reduktion der Medikation
- Die Symptomatik tritt bei Ruhe früher auf als sonst
- Die Mißempfindungen treten in erreichen auf, die vorher ohne Symptome waren
- Die Wirkdauer der Medikation nimmt im Vergleich zu früher ab
- Bewegungen treten erstmals auch im Wachzustand auf oder verschlimmern sich

Die Häufigkeit einer Augmentation beträgt für eine Behandlung mit L-Dopa 27–82 % (Allen und Earley 1996; Littner et al. 2003), für Pergolid 0–27 % (Earley und Allen 1996; Stiasny et al. 2001), für Pramipexol 0–39 % (Liu et al. 2016), für Cabergolin 0 % (Becker et al. 1993), für Amantadin 0 % (Evidente et al. 2000) und für Piribedil 0 % (Evidente 2001).

Differenzialdiagnostisch muss eine Augmentation von einer Progression des RLS abgegrenzt werden. Die Progression verläuft aber zeitlich langsamer als eine Augmentation. Andere Störungen, die mit einer Veränderung der Symptomatik einhergehen können und von einer Augmentation abgegrenzt werden müssen, sind Schlafentzug, Alkoholingestion, Eisenmangel, unerwünschte Medikamenteneffekte (Antidepressiva), Toleranzentwicklung oder End-of-Dose-Phänomene (Rebound). Ein Rebound ist typischerweise durch das Auftreten der Symptome am frühen Morgen charakterisiert und nicht durch zeitliche Vorverlagerung der initialen Symptomatik. Rebound-Phänomene treten unter L-Dopa mit ca. 20 % deutlich seltener auf als eine Augmentation mit über 80 % (Allen und Earley 1996).

Dopaminagonisten

Für die Behandlung des mittelschweren und schweren RLS sind die Nicht-Ergotamin-Dopaminagonisten Pramipexol, Ropinirol und Rotigotin zugelassen (Hornyak et al. 2014). Ihr Einsatz sollte auch erwogen werden, wenn die zur Symptomkontrolle erforderliche L-Dopa-Dosis 300 mg übersteigt oder die L-Dopa-Therapie nicht vertragen wird (Hornyak et al. 2014). Die Verabreichung von Dopaminagonisten erfolgt in der Regel einmal täglich. Die erforderlichen Dosen sind niedriger als bei der Behandlung des Parkinson-Syndroms.

Pramipexol: Die Wirksamkeit von Pramipexol bei RLS konnte in randomisierten Studien nachgewiesen werden (Loiodice et al. 2017; Winlow 2005). Dabei zeigten über einen Zeitraum von einem Jahr 78 % der Behandelten ein gutes Ansprechen (Winkelman et al. 2006). Als Nebenwirkungen, die überwiegend in der Eindosierungsphase auftraten, wurden Übelkeit, Orthostase-Reaktionen und rezidivierend auftretende exzessive Tagesschläfrigkeit beobachtet. Bei etwa einem Drittel der Patienten muss mit dem Auftreten einer Augmentation gerechnet werden (Winkelman und Johnston 2004).

Ropinirol: Auch die Wirksamkeit von Ropinirol beim RLS ist belegt (Allen et al. 2004). Die Nebenwirkungen sind mit denen von Pramipexol vergleichbar, das Risiko der Augmentation liegt über einen Zeitraum von einem Jahr mit 2,3 % deutlich unterhalb des Risikos von Pramipexol (Trenkwalder 2006).

Rotigotin: Rotigotin wird als Dopaminagonist transdermal appliziert. Auch für diesen Dopaminagonisten ist die Wirksamkeit bei RLS in einer Dosierung von 1 bis 3 mg belegt. Das Risiko für eine Augmentation beträgt etwa 5 % über einen Zeitraum von fünf Jahren (Trenkwalder et al. 2008).

Opiate: Bei schwerem RLS insbesondere bei einer bisher nicht erfolgreichen Therapie kann die Gabe von Oxycodon in Kombination mit Naloxon eine Alternative sein. Diese Therapie ist für das schwere RLS bei Nichtansprechen auf einen Dopaminagonisten zugelassen (ROTE LISTE® 2015 Buchausgabe – Einzelausgabe 2015). Diese Therapie ist wirksam und verbessert zusätzlich die Lebensqualität (Trenkwalder et al. 2013). Das Phänomen der Augmentation wurde unter Oxycodon bisher nicht beschrieben (Trenkwalder et al. 2013). Die für eine Behandlung des RLS zugelassenen Präparate zeigt Tabelle 7.7 (▶ Tab. 7.7). Auch im Off-Label-Use eingesetzte Präparate (Gabapentin, Pregabalin) können im Einzelfall wirksam sein (Moran et al. 2004).

Tab. 7.7: Für die Behandlung des RLS zugelassene Medikamente (auf Grundlage von Högl 2011, S. 354; Hornyak et al. 2014; Liu et al. 2016, S. 3)

Präparat	Handelsname	Tagesdosis	Risiko für eine Augmentation
Levodopa/Benserazid	Restex®	100–400 mg	60 %
Pramipexol	Sifrol®	0,125–0,75 mg	30 %
Ropinirol	Adatrel®	0,5–6 mg	2,3 %
Rotigotin	Neupro®	1–3 mg	5 %
Oxycodon/Naloxon	Targin®	5/2,5 mg – 40/20 mg	keine

Eine Kombinationstherapie kann versucht werden, wenn unter einer Monotherapie keine ausreichende Wirkung beobachtet wird oder eine Therapie aufgrund von Nebenwirkungen nicht vertragen wird. Studien zur Evaluation von Kombinationstherapien liegen jedoch nicht vor. Bei solch komplizierten Fällen empfiehlt es sich, einen spezialisierten Schlafmediziner zu Rate zu ziehen (Pistacchi et al. 2014).

Andere Therapien

Antikonvulsiva wie Gabapentin oder Pregabalin sind für die Behandlung des RLS nicht zugelassen, obwohl für beide Substanzen in Studien die Wirksamkeit bei RLS nachgewiesen wurde (Garcia-Borreguero et al. 2014; Thorp et al. 2001). Unter Pregabalin zeigen 2,1 % der Patienten eine Augmentation (Allen et al. 2014). Für das Benzodiazepinderivat *Clonazepam*, welches für die Behandlung des RLS ebenfalls nicht zugelassen ist, fanden sich eine Verbesserung des Schlafs und eine Reduktion der Aufwachereignisse, jedoch besserten sich die RLS Symptome kaum (Joy 1997). Die Substitution von Eisen ist bei Patienten mit Eisenmangel und RLS wirksam (Trotti et al. 2012). Die Datenlage zu einer *Magnesium*gabe ist dünn und basiert überwiegend auf Kasuistiken. In einer kleinen Studie an Patienten mit mildem RLS führte die orale Verabreichung von 300 mg Magnesium pro Tag zu einer kurz anhaltenden Verbesserung der Symptomatik (Hornyak et al. 1998).

Vergleich der Wirksamkeit von Substanzen zur Therapie des Restless-Legs-Syndroms

Nur durch eine randomisierte kontrollierte und prospektive Interventionsstudie (RCT) kann beurteilt werden, ob einzelne Substanzen gegenüber anderen Präparaten effektiver sind. Solche Studien fehlen für die pharmakologische Behandlung des RLS. Eine Mixed Treatment Comparison (MTC)-Analyse erlaubt jedoch die Wirksamkeit einzelner Verfahren auf statistischer Basis zu vergleichen, wenn Studien zum direkten Vergleich fehlen. In eine solche Analyse wurden randomisierte prospektive Studien zur Therapie des RLS eingeschlossen, die in den letzten zehn Jahren publiziert wurden. Achtundzwanzig Studien erfüllten die Einschlusskriterien. Untersucht wurde so die Wirksamkeit der Medikamente Gabapentin, Enacabril, Pramipixol, Ropinirol, Rotigotin und Placebo. Bezogen auf den IRLSGRS-Score zeigten die aktiv behandelten Patienten nach zwölf Wochen ein vergleichbares Ansprechen auf die Therapie. Allerdings führte Ropinirol signifikant häufiger zu Übelkeit (Sun et al. 2014).

Die Abbildung 7.5 fasst die Therapieoptionen bei RLS zusammen (▶ Abb. 7.5).

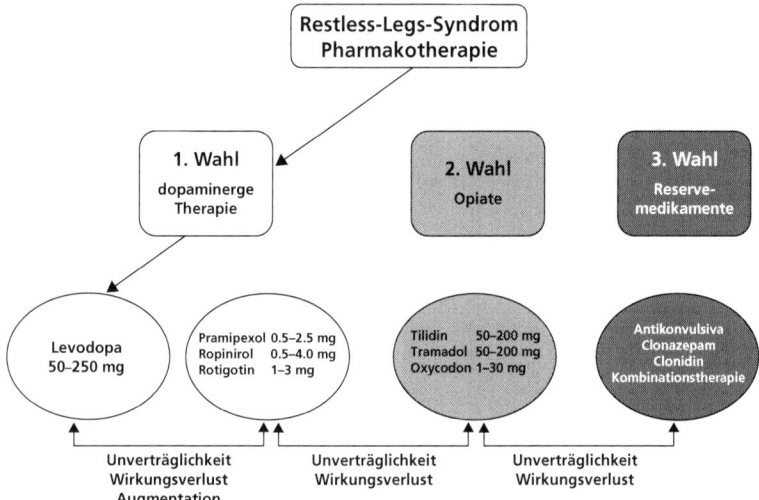

Abb. 7.5: Pharmakotherapie bei Restless-Legs-Syndrom (modifiziert nach einer Abbildung der Deutschen Restless Legs Vereinigung, einzusehen unter https://www.restless-legs.org/restless-legs-syndrom/therapie/, Zugriff am 08.01.2019)

7.3.6 Das Restless-Legs-Syndrom bei Demenzkranken

Die Diagnose und Behandlung eines RLS stellt bei Demenzkranken diagnostisch eine große Herausforderung dar, da die Erhebung der Anamnese aufgrund der kognitiven Probleme dieser Patienten erschwert bis unmöglich ist und die klinische Manifestation eines RLS atypisch sein kann. Zudem können zahlreiche der bei Demenz verordneten Medikamente ein RLS verursachen.

Die zur Diagnostik eines RLS etablierten Fragebögen sind für Menschen mit Demenz aufgrund derer kognitiver Defizite nicht geeignet (Richards et al. 2010).

Epidemiologische Untersuchungen zeigen, dass die Prävalenz des RLS bei Demenzkranken von 4–6 % bei Verwendung der üblichen Fragebögen (Guarnieri et al. 2012; Talarico et al. 2013) auf 24 % anstieg, wenn adaptierte Kriterien für die Diagnose eines RLS verwendet wurden (Rose et al. 2011). In einer Studie mit 59 Patienten mit Demenz zeigte sich, dass nächtliche Agitiertheit am besten mit dem Vorliegen eines RLS oder einer Schlafapnoe korrelierte (Rose et al. 2011).

Für die Diagnose eines RLS bei Menschen mit Demenz wurden daher eigenständige Kriterien entwickelt, die die Diagnose RLS ermöglichen sollen. Dabei wurde zwischen essentiellen und unterstützenden Kriterien unterschieden (Allen et al. 2003).

Wesentliche Kriterien für die Diagnose eines wahrscheinlichen RLS bei kognitiv beeinträchtigten älteren Menschen (alle fünf Kriterien müssen für die Diagnosestellung erfüllt sein) sind (Allen et al. 2003):

1. Anzeichen von Beinbeschwerden mit Reiben oder Kneten der Beine und Stöhnen, während die unteren Extremitäten ruhig gehalten werden
2. übermäßige motorische Aktivität in den unteren Extremitäten wie Zappeln, wiederholendes Treten oder Schlagen der Beine auf die Matratze, Radfahrbewegungen, wiederholtes Klopfen mit den Füßen, Reiben der Füße oder die Unfähigkeit, ruhig sitzen zu bleiben
3. Anzeichen von Beinbeschwerden treten nur in Ruhe und bei Inaktivität auf
4. Aktivität lindert die Anzeichen
5. Kriterien 1 und 2 zeigen eine zirkadiane Rhythmik und treten überwiegend abends oder nachts auf oder verschlimmern sich dann

Unterstützt wird die Diagnose durch zahlreiche weitere Symptome, die nachfolgend aufgeführt sind (Allen et al. 2003):

- Ansprechen der Symptome auf eine dopaminerge Medikation
- fremdanamnestische Angaben eines RLS in der Vergangenheit
- ein erstgradig Verwandter leidet an einem RLS
- beobachtbare charakteristische Beinbewegungen beim Patienten
- aktometrische oder polysomnographische Dokumentation von typischen Bewegungsmustern
- Einschlafstörung
- bessere Schlafqualität am Tag als in der Nacht

- Anwendung von Fixierungen in der Nacht
- Komorbiditäten wie Eisenmangel, terminale Niereninsuffizienz, Diabetes mellitus
- klinische oder elektromyographische Hinweise für eine Polyneuropathie

> **Merke**
>
> Auch Menschen mit Demenz können an einem RLS leiden. Die klinische Manifestation ist oft atypisch und kann sich ausschließlich als nächtliche Unruhe zeigen. Es ist also wichtig, auch bei Demenzkranken differenzialdiagnostisch an ein RLS zu denken. Ein typisches RLS kann bei einem Demenzkranken ausschließlich als nächtliche Agitiertheit imponieren (Rose et al. 2011). Die Behandlung unterscheidet sich bei Demenzkranken nicht von den Behandlungsprinzipien bei Menschen ohne Demenz.

7.4 Schlaf und Demenz

7.4.1 Epidemiologie und Bedeutung von Schlafstörungen bei Demenz

Schlafstörungen treten häufig im höheren Lebensalter auf. Da die klinische Manifestation einer Demenz in der Regel auch im höheren Lebensalter erfolgt, können beide Erkrankungen unabhängig voneinander vorliegen. Dies bedeutet, dass auch Menschen mit Demenz unabhängig von ihrer neurodegenerativen Erkrankung an einer oder mehreren Schlafstörungen leiden können. Schlafstörungen belasten auch Menschen mit Demenz.

7.4 Schlaf und Demenz

> **Merke**
>
> Schlafstörungen sind auch bei Menschen mit Demenz häufig und belasten diese Patienten.

Der Schlaf-Wach-Rhythmus ist innerhalb des zentralen Nervensystems an die Funktion verschiedener kommunizierender Zentren und eine Vielzahl von Neurotransmittern gebunden. Zudem bestehen enge Verbindungen zwischen diesen Netzwerken und Strukturen, die unter anderem Gedächtnisleistung und andere kognitive Funktionen steuern (Diekelmann und Born 2010; Zhong et al. 2011). Aufgrund dieser Gemeinsamkeiten beeinflussen sich Störungen des Schlafs und der Kognition oft gegenseitig (Diekelmann et al. 2008).

Schlafstörungen sind bei Menschen mit Demenz aus drei Gründen relevant. Einmal verstärken unbehandelte Schlafstörungen kognitive Probleme (Kim et al. 2014). Weiterhin sind die verschiedenen Formen von Schlafstörungen bei Demenzkranken belastend für die Betreuungspersonen und führen häufig zu einer Heimunterbringung (Gaugler et al. 2000; Vitiello und Borson 2001). Zuletzt verdichtet sich das Wissen um eine direkte pathophysiologische Beziehung zwischen gestörtem Schlaf und der Entwicklung einer Demenz (Guarnieri und Sorbi 2015; Ju et al. 2014).

Gestörter Schlaf belastet vorwiegend Betreuungspersonen und Mitpatienten, weniger die betroffenen Patienten selbst. Eine Tag-Nacht-Umkehr kann aber problematisch werden, da die erforderlichen täglichen Verrichtungen wie Körperpflege oder Nahrungsaufnahme nicht mehr in der notwendigen Weise praktiziert werden.

Menschen mit Schlafstörungen jedweder Art sind unaufmerksamer, unkonzentrierter und reizbarer (Bloom et al. 2009). Solche Symptome zeigen auch Menschen mit Demenz, wenn sie zusätzlich an einer Schlafstörung leiden. Die Folgen einer Schlafstörung verändern das klinische Bild einer Demenz. Daher ist es diagnostisch und therapeutisch wichtig, bei Menschen mit Demenz an eine zusätzlich vorliegende Schlafstörung zu denken, diese abzuklären, zu behandeln und die Symptome der Schlafstörung nicht als demenzassoziiert zu verkennen (Bloom et al. 2009).

Konkret verschlechtert die Abnahme der Gesamtschlafzeit die Hirnleistung und die Stimmung. Der reduzierte Tiefschlaf und die geringere Anzahl von Schlafspindeln verschlechtern die Konsolidierung der Gedächtnisinhalte. Die Veränderung des zirkadianen Rhythmus reduziert ebenfalls die Hirnleistung und die Stimmung. Diese für sich genommen mäßigen Veränderungen wirken additiv. Von einer Behandlung einer Schlafstörung kann daher auch eine Verbesserung der Kognition und des Verhaltens erwartet werden (Gehrman et al. 2003).

Merke

Die Behandlung einer Schlafstörung verbessert die Hirnleistung und die Stimmung von Menschen mit Demenz.

Da krankheitsbedingt die Kooperationsfähigkeit vieler Demenzkranker nicht mehr ausreicht, etablierte und wirksame verhaltenstherapeutische Therapieverfahren umzusetzen, sind individuelle Anpassungen und Kompromisse erforderlich. Dennoch sollten Therapieversuche unternommen werden.

Es ist zudem eine große Herausforderung, von Menschen mit Demenz ausreichend valide Angaben zum Schlaf zu erhalten. Lebt der Demenzkranke noch alleine oder hat keinen engen Kontakt zu einer Bezugsperson, dann ist es fast unmöglich, diese wichtigen Informationen zu erhalten. Schätzungen gehen davon aus, dass es aus diesen Gründen nur in etwa der Hälfte der Fälle gelingt, solche Informationen überhaupt zu erhalten (Lee und Thomas 2011).

Bei der Abklärung einer Schlafstörung bei Menschen mit Demenz können grundsätzlich drei Situationen unterschieden werden. Einmal kann eine Schlafstörung unabhängig von einer Demenzerkrankung vorliegen. Die Schlafstörung wäre dann eine Zweiterkrankung. Diese kann dabei schon vor der klinischen Manifestation einer Demenz bestanden haben und die Demenz entwickelt sich viel später. Weiterhin kann eine Schlafstörung unabhängig von einer Demenzerkrankung bei bestehender Demenz neu auftreten, ohne dass beide Erkrankungen direkt miteinander in Bezug stehen. Die dritte Möglichkeit ist, dass durch eine

Demenz eine Schlafstörung verursacht wird, die Schlafstörung also eine direkte Folge der Demenzerkrankung ist.

Auch wenn diese Unterscheidung zunächst akademisch erscheint, macht es Sinn, sich diese möglichen Zusammenhänge einmal klar zu machen, um auf dieser Basis dann therapeutische Überlegungen zu beginnen. Viel zu häufig erfolgt die Behandlung von Schlafstörungen vorschnell mit Medikamenten, ohne dass eine weitere Abklärung erfolgt und ohne dass der Effekt einer medikamentösen Therapie überprüft oder überwacht wird.

7.4.2 Die bidirektionale Beziehung von Schlaf und Demenz

Vieles spricht dafür, dass die Beziehung zwischen einer Demenz und einem gestörten Schlaf bidirektional ist. Nicht erholsamer Schlaf, schlechte Schlafqualität und Tagesschläfrigkeit können einerseits die Folge einer zerebralen Neurodegeneration sein und andererseits das Risiko für die Entwicklung einer Demenz erhöhen (Spira et al. 2014).

Gesunde ältere Menschen mit der Angabe von Schlafstörungen oder einer kurzen Schlafzeit zeigten in einer Querschnittstudie eine höhere Ablagerungsrate von β-Amyloid im Gehirn, bestimmt mittels Positronenemissionstomographie (Spira et al. 2013). In einer longitudinalen Studie war die Inzidenz einer Demenz bei prädisponierten Menschen (APOE E4-Allel positiv) geringer, wenn der Nachtschlaf weniger gestört war (Lim et al. 2013b).

Andererseits hat eine Neurodegeneration infolge einer Demenz Einfluss auf den Schlaf. Menschen mit einer Alzheimer-Demenz schütten auch von den Neurotransmittern weniger aus, die zur Regulation des Schlaf-Wach-Rhythmus erforderlich sind, insbesondere Hypocretin und Melatonin (Slats et al. 2013; Videnovic et al. 2014). Dabei ist aber noch unklar, ob Hypocretin eine Bedeutung hinsichtlich der Entwicklung einer Demenz hat.

Andererseits stützen experimentelle und epidemiologische Daten die Hypothese, dass durch einen gestörten Schlaf eine Demenz verursacht werden kann. Dieser mögliche Zusammenhang eröffnet die große

Chance, durch frühzeitiges Erkennen und Behandeln einer Schlafstörung das Risiko für die spätere Entwicklung einer Demenz zu reduzieren. Klinische Studien stützen die Annahme, dass bei Schlaflosigkeit (Insomnie) (Osorio et al. 2011), bei Klagen über nicht erholsamen Schlaf (Benedict et al. 2015), bei einer reduzierten Gesamtschlafzeit (Hahn et al. 2014), bei Störungen des zirkadianen Rhythmus (Tranah et al. 2010) und bei schlafbezogenen Atmungsstörungen (Yaffe et al. 2011) das Risiko erhöht ist, in der Folgezeit an einer Demenz zu erkranken (Yaffe et al. 2014). Unklar ist bisher, welche Form einer Schlafstörung mit welcher Intensität und über welchen Zeitraum bestehen muss, um irreversible Schäden am zentralen Nervensystem zu verursachen (Cedernaes et al. 2017).

Melatonin wird in der Hirnanhangsdrüse synthetisiert. Melatonin ist ein Metabolit des Tryptophans und hat verschiedene physiologische Funktionen. Neben der Regulation des Tag-Nacht-Rhythmus trägt Melatonin zur Beseitigung freier Radikale bei, stärkt die Immunabwehr und reduziert die Oxidation von Biomolekülen (Claustrat und Leston 2015). Zudem werden Melatonin Anti-Amyloid-Effekte zugeschrieben. Dabei scheint Melatonin die Aggregation von Amyloid im Gehirn zu beeinflussen (Lin et al. 2013).

Schon in einem präklinischen Stadium einer Demenz sinkt die Konzentration von Melatonin im Liquor und fällt mit Fortschreiten einer Demenz weiter ab (Wu und Swaab 2005).

> **Merke**
>
> Schlafstörungen sollten bei Menschen mit Demenz aktiv gesucht und therapeutisch angegangen werden.

Die Untersuchung von Menschen mit Demenz im Schlaflabor ist schwierig. Die unbekannte Umgebung, Desorientiertheit, Verhaltensstörungen sowie die zahlreichen Elektroden verunsichern, erzeugen Unruhe und können so eine verwertbare Messung unmöglich machen. Damit ergibt sich die paradoxe Situation, dass bei Menschen mit Demenz einerseits eine hohe Prävalenz von Schlafstörungen besteht und andererseits durch die Demenz die für eine spezifische Diagnostik erforderliche Kooperationsfähigkeit fehlt. Hier kann eine Abklärung nur mit einer individualisierten Diagnostik erfolgen.

Eine Aktometrie ist kaum belastend und wird auch von Demenzkranken gut akzeptiert. Die Aufzeichnung zeigt eine sehr hohe Korrelation mit dem Schlaf, ohne dass eine Bestimmung der Schlafstadien möglich ist. Die Verteilung von Ruhe- und Aktivitätsphasen lassen sich aber gut dokumentieren. Die Instabilität der Aktivitätsmuster von Tag zu Tag korreliert dabei mit dem Schweregrad einer Demenz (van Someren et al. 1996).

Die Abbildung 7.6 zeigt eine Übersicht über die möglichen Mechanismen zum Zusammenhang zwischen gestörtem Schlaf und einer Demenzentwicklung (▶ Abb. 7.6).

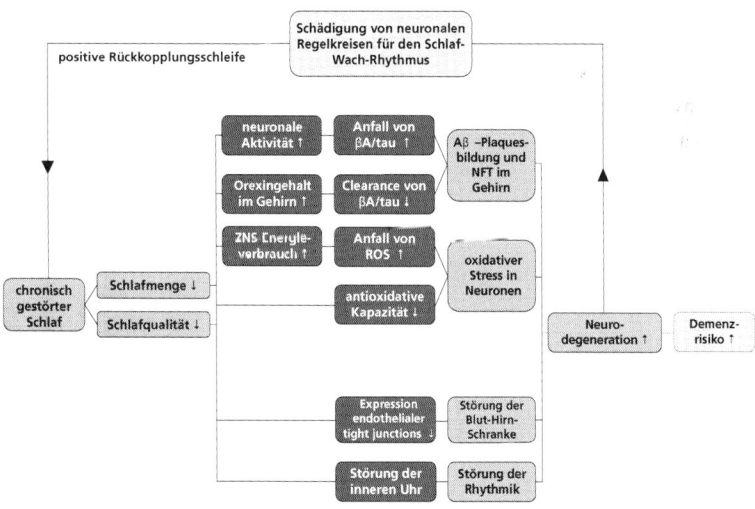

Abb. 7.6: Beziehung zwischen Demenz und Schlaf (modifiziert nach Cedernaes 2017, S. 105)

7.4.3 Zerebrale Effekte einer experimentellen Störung des Schlafs

Als Biomarker einer Alzheimer-Demenz gelten Beta-Amyloide und Phospho-Tau-Proteine im Liquor. Beta-Amyloide entstehen im Gehirn als direkte Folge neuronaler Aktivität (Bero et al. 2011). Studien an gesunden Freiwilligen zeigen, dass die Konzentration der Beta-Amyloide im Liquor über 24 Stunden schwankt. Höhere Werte finden sich am Tag und niedrigere Werten in der Nacht (Roh et al. 2012). Der niedrigste Wert wird nachts gegen 4:00 Uhr erreicht (Huang et al. 2012a). Mit zunehmendem Lebensalter nimmt die Amplitude dieser Schwankungen ab. Diese Amplitudenabnahme korreliert mit der in der Nacht erreichten Schlafmenge (Huang et al. 2012b).

Unklar ist bisher, ob auch die Liquorkonzentration von Phospho-Tau-Proteinen beim Menschen einen den Beta-Amyloiden vergleichbaren Rhythmus zeigt. Für Mäuse ließ sich zeigen, dass die Konzentration von Tau-Proteinen im Liquor bei neuronaler Erregung ansteigt (Yamada et al. 2014). Dies spricht dafür, dass auch für den zeitlichen Verlauf der Konzentration der Tau-Proteine im Liquor eine ähnliche Periodizität postuliert werden kann.

Die experimentelle Beeinflussung des Schlafs wirkt sich sowohl bei Tieren wie auch beim Menschen auf die Beta-Amyloidkonzentration im zentralen Nervensystem und im Liquor aus. In Tierversuchen zeigten Mäuse nach Schlafentzug während ihrer physiologischen Ruhephase nicht den zu erwartenden Abfall der Beta-Amyloidkonzentration im Liquor, sondern einen Anstieg um 17 %. Chronischer Schlafentzug über 21 Tage verdoppelte die Amyloidkonzentration im Liquor im Vergleich zu Kontrolltieren (Kang et al. 2009).

Schlafentzug führt auch beim Menschen zu einem Anstieg der Amyloidkonzentration im Liquor (Ooms et al. 2014). In einer kleinen Studie an freiwilligen männlichen Personen sank die Beta-Amyloid-(Aβ42)-Konzentration im Liquor um 6 %, wenn die Versuchspersonen nachts ausreichend geschlafen hatten. Kontrollpersonen mit Schlafentzug für eine Nacht zeigten diesen physiologischen Beta-Amyloidabfall nicht (Ooms et al. 2014).

7.4 Schlaf und Demenz

Ausreichender Schlaf fördert die zerebralen Clearancemechanismen. Hierzu gehören die Degradation von Proteinen durch Proteasen (Saido und Leissring 2012), die Phagozytose von Proteinen durch Gliazellen (DeWitt et al. 1998), die Ausschleusung von Proteinen über die Blut-Hirn-Schranke (Bell und Zlokovic 2009; Deane et al. 2009) sowie der paravaskuläre Fluss interstitieller Flüssigkeit (sog. glymphatisches System) (Iliff et al. 2012).

Während des physiologischen Schlafs vergrößert sich der zerebrale Interzelluarraum und erhöht so den konvektiven Fluss der Interzellularflüssigkeit und damit die Drainage zerebraler Abfallprodukte (Xie et al. 2013). Durch Schlafunterbrechung konnte dieser glymphatische Fluss bei Mäusen um 95 % reduziert werden (Xie et al. 2013). Dies lässt vermuten, dass ausreichender und kontinuierlicher Schlaf erforderlich ist, damit die anfallenden Amyloide über das glymphatische System aus dem Gehirn entfernt werden können.

Die Blut-Hirn-Schranke schützt das zentrale Nervensystem vor dem Einstrom von schädlichen Stoffen, ermöglicht aber die Passage von Substanzen, die für die physiologische Funktion des Gehirns wichtig sind. Eine Störung der Blut-Hirn-Schranke beeinträchtigt die Clearance von Beta-Amyloiden, erhöht den Einstrom von Beta-Amyloid aus der Peripherie und fördert die Expression von Amyloid-Vorläuferproteinen (Winkler et al. 2014a; Winkler et al. 2014b). Im Tierversuch reduzierte Schlafentzug über sechs Tage die Dichtigkeit der Blut-Hirn-Schranke (He et al. 2014). Diese Veränderung ist schon einen Tag nach Beendigung des Schlafentzugs reversibel (He et al. 2014).

Bisher ist noch unklar, ob diese an Mäusen gewonnenen Erkenntnisse auch auf den Menschen übertragen werden dürfen. Dies ist wahrscheinlich, jedoch fehlen die erforderlichen Studien noch.

Schlafentzug fördert im Tierversuch auch den intrazerebralen oxidativen Stress (Zhang et al. 2014). Dabei scheinen Hirnregionen besonders anfällig zu sein, die während anhaltender Wachheit sehr aktiv sind wie zum Beispiel der Locus coeruleus (Lim et al. 2014). Dysfunktionale Mitochondrien sind eine Hauptquelle für diese Sauerstoffradikale (Lin und Beal 2006b). Im Tierversuch ließ sich zeigen, dass durch Schlafentzug die Aktivität von mitochondrialen Enzymen, die antioxidative Abwehrmechanismen initiieren, kompromittiert wird (Singh et al. 2008).

Zusätzlich führen Beta-Amyloide zu einer Fehlfunktion der Mitochondrien und verstärken diesen Effekt (Lin und Beal 2006a). Die Ablagerung von Beta-Amyloiden im Gehirn kann auf diese Weise einen Teufelskreis initiieren, an dessen Ende der Untergang von Nervenzellen steht (Lin und Beal 2006a; Singh et al. 2008).

7.4.4 Gestörter Schlaf als Folge einer Demenz

Die neuronale Pathologie einer Demenz kann selbst zu Schlafstörungen führen, da Amyloid-Plaques auch in Hirnregionen abgelagert werden, die für die Regulation des Schlafs wichtig sind. Schlafstörungen können dabei schon lange vor einer klinischen Manifestation der Demenz auftreten.

So reduzieren Ablagerungen von Beta-Amyloid im medialen präfrontalen Kortex den Tiefschlaf, beeinträchtigen die Konsolidierung von Gedächtnisinhalten und destabilisieren den zirkadianen Rhythmus (Mander et al. 2015). Auch kürzere Gesamtschlafzeiten und eine schlechte Schlafqualität waren bei kognitiv gesunden Menschen mit einer vermehrten Amyloidablagerung im Gehirn assoziiert (Spira et al. 2013).

In Obduktionsstudien fand sich bei Menschen mit Demenz eine deutlich ausgeprägtere Reduktion der Neurone im Nucleus intermedius – dem humanen Äquivalent des VLPO – als bei Menschen ohne Demenz (Lim et al. 2014). Auch war bei Menschen mit Demenz die Neuronendichte im SCN deutlich geringer (Zhou et al. 1995). Dies kann erklären, warum Menschen mit einer Demenz häufiger eine Vigilanzminderung und einen gestörten zirkadianen Rhythmus zeigen. Zudem sind bei Menschen mit einer fortgeschrittenen Demenz die Melatoninrezeptoren im SCN stark erniedrigt, so dass die Verabreichung von Melatonin bei diesen Patienten keinen oder nur einen geringen klinischen Effekt hat (Wu und Swaab 2007).

Epidemiologische Studien beziffern den Anteil schlafgestörter Demenzpatienten mit 46–70 % (Cipriani et al. 2014; Kesselring et al. 2001; Moran et al. 2005; Pistacchi et al. 2014; Rongve et al. 2010; Sanford 1975). Phänotypisch zeigen die Patienten Störungen des zirkadianen Rhythmus (25 %), häufiges nächtliches Erwachen (23 %), Früherwachen (11 %), ausgeprägte Tagesschläfrigkeit (10 %) und Phasen von

Schlaf am Tag von mehr als einer Stunde Dauer (14 %) (Vitiello und Borson 2001). Schlafbezogene Atmungsstörungen sind auch bei Menschen mit Demenz häufiger als bei altersgleichen Kontrollpersonen (Ancoli-Israel et al. 1991a; Frohnhofen und Roffe 2012).

Sundowning wird bei 10–25 % der demenzkranken Heimbewohner beobachtet (Klein et al. 1999; Martin et al. 2006). Klinisch zeigen die Betroffenen psychomotorische Auffälligkeiten, die am frühen Nachmittag beginnen und zum Abend hinzunehmen. Hierzu gehören eine feindlich-abwehrende Haltung, Unruhe und Rastlosigkeit, Umherlaufen, andauerndes inkohärentes Reden, visuelle Halluzinationen, Desorientiertheit und Verwirrtheit (Gallagher-Thompson et al. 1992).

Die Störungen des zirkadianen Rhythmus können so ausgeprägt sein, dass sich eine fast komplette Umkehr des Tag-Nacht-Rhythmus einstellt. Die Patienten schlafen am Tag und kommen in der Nacht nicht zur Ruhe (Ancoli-Israel et al. 1997).

Eine sog. REM-Schlaf-bezogene Verhaltensstörung ist gekennzeichnet durch den Verlust der physiologischen motorischen Hemmung während des REM-Schlafs. Diese Störung gehört zu den Parasomnien. Die Betroffenen sind dann in der Lage, auf ihre Trauminhalte motorisch zu reagieren. Hier kann es zu Selbstverletzungen aber auch zu Verletzungen von Partnern oder Mitbewohnern kommen. Die Patienten zeigen plötzlich ausfahrende Bewegungen im Schlaf, rufen, treten, schlagen oder schreien.

Der charakteristische morphologische Befund sind Atrophien von Neuronen im Locus coeroleus und in der Substantia nigra. Diese Symptomatik geht oft der Manifestation einer Demenz vom Lewy-Körper-Typ, eines M. Parkinson oder einer Multisystematrophie um Jahre voraus, auch wenn idiopathische Formen einer REM-Schlaf-bezogenen Verhaltensstörung mit guter Prognose beschrieben wurden. Therapeutisch helfen Neuroleptika nicht. Behandlung der Wahl ist Clonazepam in einer Dosierung von 0,5–2 mg abends.

Die Art der Störung des Schlafs bei Menschen mit Demenz ist vielfältig (Frohnhofen und Schlitzer 2015). Theoretisch können alle bekannten und in der ICSD-3 aufgeführten Schlafstörungen auch bei Menschen mit Demenz vorkommen, wobei die einzelnen Demenzformen Unterschiede in den jeweiligen Häufigkeiten zeigen.

In einer Studie an 431 Menschen mit unterschiedlichen Formen einer Demenz fand sich bei 60 % der Studienteilnehmer wenigstens eine Schlafstörung (Guarnieri et al. 2012). Die einzelnen Demenzformen unterschieden sich dabei in der Häufigkeit und der Verteilung von Schlafstörungen (Guarnieri et al. 2012). Von diesen Patienten hatten 47 % eine Alzheimer-Demenz (AD), 23 % eine milde kognitive Beeinträchtigung (MCI), 10 % eine vaskuläre Demenz (VaD), 6 % eine frontotemporale Demenz (FTD) und 5 % eine Demenz vom Lewy-Körper-Typ (LBD) oder eine Parkinsondemenz (PD).

Die häufigste Schlafstörung über alle Demenzformen hinweg waren schlafbezogene Atmungsstörungen mit fast 60 %, gefolgt von exzessiver Tagesmüdigkeit mit über 50 %, Schlaflosigkeit mit 50 %, REM-Schlaf-Verhaltensstörungen mit fast 23 % und Restless-Legs mit mehr als 6 % (► Abb. 7.7).

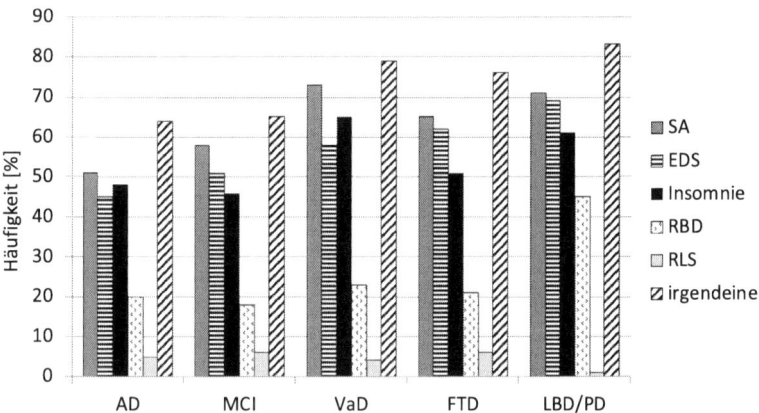

Abb. 7.7: Verteilung der verschiedenen Schlafstörungen je nach Demenz-Typ (übersetzt nach Guarnieri et al. 2012, S. 54). AD: Alzheimer-Demenz, ESD: exzessive Tagesschläfrigkeit, FTD: frontotemporale Demenz, LBD/PD: Lewy-Körper-Demenz/Parkinson-Demenz, MCI: milde kognitive Beeinträchtigung, RBD: REM-Schlaf-Verhaltensstörung, RLS: Restless-Legs-Syndrom, SA: Schlafapnoe, VaD: vaskuläre Demenz

Diese Untersuchung zeigt einerseits, dass Schlafstörungen bei einer Demenz eher die Regel sind, denn mehr als zwei Drittel der Patienten sind davon betroffen.

Merke

Fast jeder Demenzkranke hat wenigstens eine Schlafstörung. Oft liegen bei Demenzkranken mehrere verschiedene Schlafstörungen gleichzeitig vor.

Isolierte Schlafstörungen fanden sich bei nur 15 % der Patienten, wobei Insomnie und ausgeprägte Tagesschläfrigkeit die häufigsten singulären Formen waren. Andererseits bestanden zwischen den einzelnen Demenzformen Unterschiede bei der Häufigkeit der Art der Schlafstörung. Im Vergleich zu einer Alzheimer-Demenz (AD) fand sich eine Insomnie oder eine schlafbezogene Atmungsstörung bei Patienten mit einer vaskulären Demenz mehr als doppelt so häufig. REM-Schlaf-bezogene Verhaltensstörungen fanden sich hingegen fast dreimal häufiger bei Patienten mit einer Lewy-Körper-Demenz bzw. Parkinson-Demenz. Diese Unterschiede waren auch statistisch signifikant (Guarnieri et al. 2012).

Für die tägliche Praxis ist diese Studie relevant. Die Ergebnisse zeigen einmal, wie häufig Schlafstörungen bei Demenzkranken sind. Daraus ergeben sich unmittelbare Konsequenzen für das Management der Krankheit. Behandler müssen Schlafstörungen in ihr Versorgungskonzept integrieren. Weiterhin ist zu erwarten, dass die Patienten von einer spezifischen Therapie ihrer Schlafstörungen klinisch deutlich profitieren. Diese Option sollte den Patienten nicht vorenthalten werden. Andererseits sind bei Vorliegen bestimmter Schlafstörungen, wie zum Beispiel der schlafbezogenen Atmungsstörung, Benzodiazepine kontraindiziert.

Viele Menschen mit Demenz zeigen eine Störung des zirkadianen Rhythmus (Song et al. 2010). In extremen Fällen kann sich eine komplette Tag-Nacht-Umkehr einstellen (Bliwise 2004). Als Sundowning wird ein Phänomen bezeichnet, bei dem Demenzkranke am Nachmittag beginnend Symptome wie Agitiertheit, Verwirrtheit, Unruhe, Angst und aggressives Verhalten entwickeln. Die Symptome nehmen zum Abend hin erheblich zu und können die Versorgung der Patienten erheblich erschweren.

Einige Forscher ordnen das sog. Sundowning-Phänomen auch zu den Störungen des zirkadianen Rhythmus zu (Khachiyants et al. 2011), denn neurophysiologisch finden sich bei Patienten mit Sundowning Degenerationen im Bereich der inneren Uhr. Betroffen sind der Ncl. suprachiasmaticus und der Hypothalamus. Auch die Melatoninproduktion ist bei Patienten mit Sundowning reduzierter (Khachiyants et al. 2011). Patienten mit Sundowning zeigen auch Veränderungen anderer Biorhythmen. So verändern sich der Verlauf der Körperkerntemperatur (Harper et al. 2001) und der Verlauf der Serumspiegel zahlreicher Hormone (Videnovic et al. 2014). Veränderungen des zirkadianen Rhythmus beeinflussen auch die Aktivität des Hippokampus und verschlechtern die Lernfähigkeit (Stranahan 2012).

Schlafstörungen sollten daher auch bei Menschen mit Demenz aktiv gesucht und bestmöglich behandelt werden.

Argumente für das aktive Management von Schlafstörungen bei Menschen mit Demenz (Urrestarazu und Iriarte 2016):

1. Schlafstörungen sind mit einer reduzierten kognitiven Leistungsfähigkeit und Verhaltensstörungen assoziiert (Shin et al. 2014). Von einer Behandlung einer Schlafstörung kann daher eine entsprechende Verbesserung erwartet werden.
2. Schlafstörungen bei Menschen mit Demenz belasten die betreuenden Personen und sind einer der häufigsten Gründe für die Aufnahme in ein Pflegeheim (Gaugler et al. 2000).
3. Schlafstörungen und Demenz scheinen sich gegenseitig zu bedingen. Daher könnte eine frühe Identifikation und Behandlung von Schlafstörungen Einfluss auf die Manifestation einer Demenz haben (Guarnieri et al. 2015; Ju et al. 2014; Villa et al. 2015).

Da bei den einzelnen Demenzformen gerade zu Beginn unterschiedliche neuronale Strukturen betroffen sind, kann erwartet werden, dass auch

7.4 Schlaf und Demenz

die mit der jeweiligen Demenz assoziierten Schlafstörungen unterschiedlich sind. So zeigen Menschen mit einer Alzheimer-Demenz vorwiegend Störungen des zirkadianen Rhythmus einschließlich Sundowning. Diese Störung korreliert mit den neurodegenerativen Veränderungen im Ncl. suprachiasmaticus (sog. Master Clock) und in den cholinergen Neuronen im Ncl. basalis Meynert (Bombois et al. 2010; Zhong et al. 2011). Patienten mit α-Synukleopathien wie Lewy-Körper-Demenz oder Morbus Parkinson zeigen hingegen frühzeitig REM-Schlaf-bezogene Verhaltensstörungen, die mit degenerativen Veränderungen im Hirnstamm assoziiert sind (Rothman und Mattson 2012).

Dies zeigt, dass es die eine Schlafstörung bei Menschen mit Demenz nicht gibt, sondern dass immer eine genaue Abklärung erfolgen muss, da nur so ein optimales, individuelles Behandlungskonzept erstellt werden kann (Guarnieri et al. 2012).

Ursachen von Schlafstörungen bei Menschen mit Demenz (Vitiello und Borson 2001)

- Veränderungen des Schlafs mit fortschreitendem Lebensalter
- Schlafstörungen als Folge von Komorbiditäten
- primäre Schlafstörungen ohne direkten Bezug zur Demenzerkrankung
- schlechte Schlafhygiene
- Kombinationen

Merke

Bei allen Menschen mit Demenz sollte an das Vorliegen einer Schlafstörung gedacht werden. Anamnese, Fremdanamnese, Beobachtung und apparative Diagnostik helfen weiter, um eine Schlafstörung aufzudecken.

7.4.5 Schlafbezogene Atmungsstörungen und Demenz

Bei mehr als der Hälfte der Patienten mit einer Demenz finden sich schlafbezogene Atmungsstörungen (SBAS). Damit sind SBAS bei Demenzkranken häufiger als bei Menschen der gleichen Altersgruppe ohne Demenz. Die Relevanz von SBAS ergibt sich in zweierlei Hinsicht. Einmal verursachen SBAS eine Symptomatik, die die kognitiven und funktionellen klinischen Folgen einer Demenz verstärken (Ancoli-Israel et al. 1991a; Ancoli-Israel et al. 2008; Frohnhofen und Roffe 2012). Andererseits mehren sich die Hinweise darauf, dass eine unbehandelte Schlafapnoe ein eigenständiger Risikofaktor für die Entwicklung einer Demenz sein könnte (Osorio et al. 2011; Yaffe et al. 2011).

Da eine schlafbezogene Atmungsstörung auch bei Menschen mit Demenz grundsätzlich behandelbar ist (Chong et al. 2006), ergibt sich hier die Möglichkeit, den Verlauf und die Symptomatik einer Demenz günstig zu beeinflussen.

Der Schweregrad einer Schlafapnoe korreliert mit dem Schweregrad einer Demenz (Reynolds et al. 1985). Dabei sind die Gesamtdauer der Apnoe-Hypopnoe-Phasen und das Ausmaß der Hypoxämie bei Männern und Frauen im Verlauf mit der Entwicklung einer kognitiven Beeinträchtigung bzw. einer Demenz assoziiert (Blackwell et al. 2015; Yaffe et al. 2011).

Die Symptome der Schlafapnoe überlagern und modifizieren die Symptome einer Demenz (Kielb et al. 2012; Lal et al. 2012). Die Schlafapnoe scheint dabei eher zu Agitiertheit am Tag zu führen, wie auch in einer anderen Studie gezeigt werden konnte (Gehrman et al. 2003). Die unbehandelte Schlafapnoe verursacht Schläfrigkeit am Tag und das Gefühl der Müdigkeit (Rongve et al. 2010).

7.4.6 Der Schlaf bei Menschen mit einer Alzheimer-Demenz

Die Mehrzahl der an einer Alzheimer-Demenz erkrankten Menschen zeigt im Krankheitsverlauf sog. nicht-kognitive Störungen wie Unruhe,

7.4 Schlaf und Demenz

Agitiertheit, Apathie, Depression oder Angst. Zu Beginn der Erkrankung sind die Verhaltensauffälligkeiten allenfalls milde ausgeprägt. Störungen der Gedächtnisleistung und der Orientierung stehen im Vordergrund. Der auf vielfältige Weise gestörte Schlaf eines Demenzkranken beeinflusst nicht nur den Patienten, sondern ist auch belastend für seine Umgebung zu Hause, im Pflegeheim oder im Krankenhaus. Betreuungspersonen werden durch die nächtliche Unruhe und Aktivitäten von Demenzkranken in ihrem eigenen Nachtschlaf gestört, sind nicht mehr erholt und leistungsfähig und können hierdurch selbst psychisch erkranken (Lee und Thomas 2011). Die Schlafstörungen eines Demenzkranken gehören mit zu den häufigsten Gründen für eine Unterbringung in einem Pflegeheim (Bombois et al. 2010; Sanford 1975). Dies bedeutet im Umkehrschluss aber auch, dass bei dementen Heimbewohnern mit einem sehr hohen Anteil von Schlafstörungen zu rechnen ist.

Die Alzheimer-Demenz ist mit über 50 % die häufigste Demenzform. Je nach untersuchter Patientengruppe wird die Prävalenz von Schlafstörungen bei Menschen mit Alzheimer-Demenz mit 30–60 % angegeben (Guarnieri et al. 2012; McCurry et al. 1999; Vitiello und Borson 2001).

Epidemiologische Daten sprechen dafür, dass die Neurodegeneration bei einer Demenz Schlafstörungen verursacht. Schlafstörungen stellen sich bei Menschen mit Alzheimer-Demenz schon sehr früh im Krankheitsverlauf ein und können ein Marker für die spätere Manifestation einer Demenz sein (Spira et al. 2013). Dies bedeutet aber im Umkehrschluss nicht, dass eine Schlafstörung immer zu einer Demenz führt. In einer Studie mit 70 Freiwilligen (70+) ohne Anhalt für eine Demenz korreliert die Angabe einer kürzeren Gesamtschlafzeit und einer schlechteren Schlafqualität mit der in der Positronenemissionstomographie (PET) bestimmten Amyloidlast des Gehirns (Spira et al. 2013).

Die für eine Alzheimer-Demenz charakteristischste Veränderung der Schlafarchitektur ist die Abnahme des REM-Schlaf-Anteils (Prinz et al. 1982), so dass diese Veränderung sogar als eine Art Biomarker für eine Alzheimer-Demenz vorgeschlagen wurde (Petit et al. 2004). Auch die Veränderungen der Schlafarchitektur korrelieren bei Menschen mit Alzheimer-Demenz mit den kognitiven Funktionen, wobei je nach verändertem Schlafstadium sogar unterschiedliche Beeinträchtigungen nachweisbar sind. So ist die Intensität der Schlafspindeln im Schlafstadium N2 mit der Fähigkeit zur unmittelbaren Erinnerungsfähigkeit (Rauchs et al. 2008) und der Tiefschlafanteil mit dem Abrufen von kurz zurückliegenden biographischen Ereignissen assoziiert (Rauchs et al. 2013). Die Körperkerntemperatur korreliert sehr eng mit der Aktivität der inneren Uhr im Ncl. suprachiasmaticus (Stephan und Zucker 1972). Studien zum Verlauf der Körperkerntemperatur zeigen eine für Menschen mit einer Alzheimer-Demenz charakteristische Phasenverschiebung im Sinne einer Verschiebung zu einem späteren Zeitpunkt (phase delay), die in ihrem Ausmaß mit dem Schweregrad der Erkrankung korreliert (Harper et al. 2001; Volicer et al. 2001).

In der Nacht sind Menschen mit Alzheimer-Demenz signifikant aktiver als Kontrollpersonen oder Patienten mit anderen Demenzformen. Menschen mit einer Alzheimer-Demenz scheinen aufgrund der dokumentierten Aktivitätsmuster nicht zur Ruhe kommen zu können und zeigen über eine 24-Stunden-Periode aktometrisch gemessen durchgehend Aktivität

In einer Studie an 205 Menschen mit Alzheimer-Demenz korrelierten Durchschlafstörungen mit dem männlichen Geschlecht, den Aktivitäten des täglichen Lebens und der Gedächtnisleistung (McCurry et al. 1999). Ob aus diesen Korrelationen ein therapeutischer Ansatz abgeleitet werden kann, bleibt spekulativ. Dennoch erscheint es sinnvoll, den Faktor Funktionsstatus als Risikofaktor für Durchschlafstörungen zu sehen und über den Versuch einer Funktionsverbesserung im Alltag einen günstigen Effekt auf den Schlaf zu erwirken. Hier fehlen allerdings noch die entsprechenden Interventionsstudien.

In dieser Studie ließen sich bei Menschen mit einer Alzheimer-Demenz zudem drei psychopathologische Störungsmuster mit Durchschlafstörungen charakterisieren. Ein Muster war gekennzeichnet durch ausgeprägte Inaktivität am Tag, ein zweites Muster umfasste ausgeprägte Angst, Traurigkeit und Bewegungsunruhe und ein drittes Muster zeigte eine Mischung von wechselnd ausgeprägter Angst, Unruhe, Halluzinationen und Inaktivität (McCurry et al. 1999).

Diese Aufstellung zeigt, wie komplex Schlafstörungen bei Menschen mit einer Alzheimer-Demenz sind und dass es hier die eine Schlafstörung nicht gibt. Weitere Schlafstörungen sind bei diesen Patienten Tagesschläfrigkeit, eine Phasenverschiebung des Tag-Nacht-Rhythmus hin zu späteren Zeiten (nachverlagerte Schlafphase), Sundowning und eine obstruktive Schlafapnoe (Frohnhofen und Roffe 2012).

> **Schlafstörungen bei einer Alzheimer-Demenz (ca. 30–60 %) (Vitiello und Borson 2001)**
>
> - vermehrter Schlaf über 24 Stunden, Hypersomnie
> - Früherwachen
> - Durchschlafstörungen
> - Sundowning
> - Nachverlagerung der Schlafphase
> - obstruktive Schlafapnoe
> - Komorbiditäten mit Störung des Schlafs
> - fehlende Schlafhygiene
> - unerwünschte Wirkungen von Medikamenten

7.4.7 Der Schlaf bei Menschen mit vaskulärer Demenz

Vaskuläre Demenzen sind nach der Alzheimer-Demenz die zweithäufigste Demenzform. Schlafstörungen sind mit 81 % häufig bei Patienten mit vaskulärer Demenz. Es besteht eine starke Assoziation mit schlafbezogenen Atmungsstörungen (74 %), aber auch Schlaflosigkeit wird häufig angetroffen (67 %). Etwas weniger häufig finden sich Tagesschläfrigkeit (58 %), REM-Schlaf-bezogene Verhaltensstörungen (26 %) oder ein Restless-Legs-Syndrom (5 %) (Guarnieri et al. 2012).

7.4.8 Der Schlaf bei Menschen mit frontotemporaler Demenz (FTD)

Die Häufigkeit von Schlafstörungen beträgt bei dieser Demenzform etwa 75 %. Die Verteilung der einzelnen Schlafstörungen ist ähnlich wie bei den Patienten mit einer Alzheimer-Demenz. Unterschiede bestehen jedoch in der klinischen Manifestation. Bei der FTD finden sich häufiger ausgeprägte Fragmentierungen des Aktivitätsrhythmus und eine Phasenverschiebung im zirkadianen Rhythmus mit Vorverlagerung der Schlafphase sowie eine Entkopplung des Aktivitätsrhythmus vom Rhythmus der Körperkerntemperatur (Harper et al. 2001).

Zwischen Kontrollpersonen und Menschen mit FTD unterscheidet sich im Gegensatz zu Menschen mit einer Alzheimer-Demenz die Nachtaktivität nicht signifikant (Harper et al. 2001). Dies zeigt eindrucksvoll, wie die einzelnen Typen einer Demenz unterschiedliche Auswirkungen auf den Schlaf haben und wie differenziert eine Abklärung erfolgen muss. Bei Menschen mit FTD ist der Verlauf der Körperkerntemperatur weniger stark gestört. Die innere Uhr scheint bei Menschen mit FTD erhalten zu sein, so dass chronobiologische Therapien mit dem Ziel der Beeinflussung der inneren Uhr nicht so wirksam sind (Harper et al. 2001).

7.4.9 Der Schlaf bei Menschen mit Lewy-Körper-Demenz (LBD) und mit Demenz bei M. Parkinson (PD)

Diese beiden Erkrankungen werden mit der Multisystematrophie zu den α-Synukleopathien gezählt. Die Demenz vom Lewy-Körper-Typ hat mit über 90 % die höchste Prävalenz an Schlafstörungen (Guarnieri et al. 2012; Rongve et al. 2010).

Die einzelnen Typen von Schlafstörungen umfassen der Häufigkeit nach die schlafbezogenen Atmungsstörungen (76 %), Tagesschläfrigkeit (23–71 %), Schlaflosigkeit (30–67 %), Verhaltensstörungen während des REM-Schlafs (19–48 %) und ein Restless-Legs-Syndrom (21 %) (Rongve et al. 2010). Gerade ein Restless-Legs-Syndrom kann sich bei Demenzkranken atypisch manifestieren und für nächtliche Unruhe verantwortlich sein (Rose et al. 2011). Hieran muss unbedingt differenzialdiagnostisch gedacht werden, zumal spezifische und wirksame Behandlungsmöglichkeiten verfügbar sind. Neuroleptika würden ein RLS eher verstärken und sind hier nicht indiziert. Weiterhin bestehen bei vielen dieser Patienten visuelle Halluzinationen, die vorwiegend am Abend und in der Nacht auftreten.

Patienten mit LBD zeigen im Vergleich zu Patienten mit einer Alzheimer-Demenz deutlich häufiger Schlaflosigkeit und REM-Schlaf-bezogene Verhaltensstörungen. Bei beiden Demenzformen gehen die RBD der klinischen Manifestation der Demenz oft um Jahre voraus (Britton und Chaudhuri 2009).

7.4.10 Behandlung von Schlafstörungen bei Menschen mit Demenz

7.4.10.1 Allgemeine Maßnahmen

Die Behandlung von Schlafstörungen bei Menschen mit Demenz folgt den gleichen Prinzipien wie bei Menschen mit Schlafstörungen ohne Demenz. Grundsätzlich muss auch bei Menschen mit Demenz vor einer Behandlung die vermutete Schlafstörung genau diagnostiziert werden. Die unreflektierte Verordnung von Schlafmitteln ohne vorherige Abklärung ist abzulehnen. Das Ziel der Behandlung ist die Verbesserung der Lebensqualität des Demenzkranken, eine Verbesserung der Hirnleistung, die Verhinderung von Schädigungen infolge einer nicht behandelten Schlafstörung und die Entlastung von Betreuungspersonen.

Im Folgenden sind die einzelnen Schritte aufgelistet, die für die Abklärung einer Schlafstörung bei Demenzkranken notwendig sind:

- Charakterisierung der Schlafstörung
- Erfassen von Stimmung und Angst
- Erfassen von Komorbiditäten und Schmerz
- Medikamentencheck
- Kontrolle der Wirksamkeit der eingeleiteten Maßnahmen

Die Anforderungen an das Management von Schlafstörungen bei Menschen mit Demenz müssen strukturiert und schrittweise erfolgen. Nur so kann bei der Komplexität dieser Problematik eine für den individuellen Patienten optimale Strategie entwickelt werden.

Wesentliche Aspekte zur Abklärung von Schlafstörungen bei Menschen mit Demenz (Vitiello und Borson 2001):

- Erfassung der Effekte der Therapie von Erkrankungen auf den Schlaf
- Berücksichtigung von Umgang und Umgebungseffekten auf den Schlaf
- Behandlung von Schlafstörungen oft als Kombinationsbehandlung erforderlich
- nicht mehrere Psychopharmaka gleichzeitig verordnen

An erster Stelle stehen die Charakterisierung des vorliegenden Schlafmusters und die Identifikation möglicher Auslösefaktoren. Zu diesen Faktoren gehören die vorliegenden Erkrankungen und Komorbiditäten, Rituale und die Umgebungsbedingungen (Cipriani et al. 2015).

Die Diagnose primärer Schlafstörungen bei Menschen mit Demenz ist problematisch angesichts der erheblich erschwerten Anamneseerhebung, der Überlagerung der Symptome einer Schlafstörung sowie der atypischen klinischen Manifestation durch die Demenzerkrankung. Hier sind Geduld und die Verlaufsbeobachtung sowie das Ansprechen auf die eingeleiteten Maßnahmen auch diagnostisch wichtig.

Für die weitere Abklärung kann eine apparative Diagnostik eingesetzt werden, wobei Aktometer, bewegungssensible Matratzen oder Pulsoximeter die höchste Akzeptanz zeigen. Die Diagnose erfolgt dann synoptisch durch Bewertung aller vorliegenden Parameter.

Das primäre Ziel der Behandlung von Schlafstörungen ist auch bei Demenzkranken die Verbesserung der Lebensqualität von Patienten und Betreuungspersonen. Aufgrund der ungünstigen Auswirkungen von Schlafstörungen auf die Hirnleistung und das Verhalten von Demenzkranken ist zu erwarten, dass sich durch eine Therapie der Schlafstörungen auch Hirnleistung und herausforderndes Verhalten verbessern. Zudem wird dieser Therapie ein vorbeugender Effekt auf die Entwicklung und das Fortschreiten einer Demenz zugesprochen (Ju et al. 2013; Ju et al. 2014; Lim et al. 2013a; Lin et al. 2013; Slats et al. 2013).

Dennoch muss realistischerweise bedacht werden, dass viele etablierte Therapiekonzepte bei Demenzkranken nicht mehr umsetzbar sind. Dennoch hilft die Kenntnis einer vorliegenden Schlafstörung, dass mit dem klinischen Gesamtbild besser umgegangen werden kann.

Die Behandlungsoptionen lassen sich wie bei nicht demenzkranken Schlafgestörten in nicht-pharmakologische und pharmakologische Therapien einteilen.

7.4.10.2 Die nicht pharmakologische Behandlung von Schlafstörungen bei Demenz

Die nicht pharmakologische Behandlung einer Schlafstörung ist auch bei Menschen mit Demenz die Therapie der Wahl. Diese Therapieverfahren sind jedoch bei Menschen mit Demenz weniger gut untersucht (Brown et al. 2013). Dies bedeutet aber nicht, dass die nicht pharmakologischen Maßnahmen hier nicht wirksam sind oder nicht angewendet werden sollten.

Als Allgemeinmaßnahmen zur Verbesserung des Schlafs gelten Außenaktivitäten von wenigsten 30 Minuten Dauer, der Verzicht auf Stimulanzien sowie das Vermeiden von langen Schlafperioden (> 60 Minuten) im Tagesverlauf. Weiterhin sollte sich die Bettliegezeit mit der effektiven Schlafzeit decken, die Bettgehzeiten und die Aufstehzeiten sollten konstant gehalten werden und die Schlafumgebung sollte angenehm sein. Weiterhin sollten nächtliche Geräusche und helles Licht vermieden werden. Diese unter dem Oberbegriff Schlafhygiene zusammengefassten Maßnahmen wirken auch bei Menschen mit Demenz (Deschenes und McCurry 2009; Gitlin et al. 2012; McCurry et al. 2011; Shub et al. 2009). Allerdings scheint der Schweregrad einer Demenz die Wirksamkeit zu beeinflussen.

So verlängerte Schlafhygiene alleine bei moderat Demenzkranken die gesamte Schlafzeit und auch die Schlafeffizienz nahm zu (McCurry et al. 2012). Bei schwer Demenzkranken konnte jedoch kein Effekt der Schlafhygiene mehr nachgewiesen werden (Ouslander et al. 2006).

Störungen des zirkadianen Rhythmus finden sich ebenfalls häufig bei Menschen mit Demenz (Wu und Swaab 2007). In einer Studie mit 189 Patienten mit wahrscheinlicher Alzheimer-Demenz konnte durch eine Stabilisierung des Tag-Nacht-Rhythmus mittels Lichttherapie über einen Zeitraum von 15 Monaten der kognitive Verlust moderat reduziert werden (Riemersma-van der Lek et al. 2008).

Feste Routinen stabilisieren als Zeitgeber den zirkadianen Rhythmus ebenso wie das Vermeiden langer Schlafphasen am Tag und ausreichende Lichtexposition insbesondere am Vormittag. Ausreichende Flüssigkeitszufuhr beugt einer Exsikkose bei reduziertem Durstempfinden vor. Eine Exsikkose ist eine Ursache für Schläfrigkeit und kann einen Teufelskreis initiieren.

7.4.10.3 Pharmakotherapie bei Menschen mit Schlafstörungen und Demenz

Zur pharmakologischen Behandlung des gestörten Schlafs werden verschiedene Substanzgruppen eingesetzt. Hierzu gehören Benzodiazepine, Z-Substanzen, Melatonin, Antidepressiva mit sedierender Komponente, Neuroleptika und auch Cholinesterasehemmer.

Neuroleptika besitzen sedierende Eigenschaften und werden aus diesem Grund oft langfristig zur Behandlung von Schlafstörungen oder nächtlicher Unruhe bei Menschen mit Demenz eingesetzt. Nur dieser Aspekt der Therapie mit Neuroleptika soll hier behandelt werden. Bezüglich der Behandlung herausfordernden Verhaltens bei Demenz sei auf die anderen Bücher dieser Reihe verwiesen.

Zu den unerwünschten Effekten einer Neuroleptikatherapie gehören eine um den Faktor 1.5 erhöhte Mortalität (Fleischhacker et al. 1986), Ödembildung, eine erhöhte kardiovaskuläre Ereignisrate, Appetitsteigerung und Gewichtszunahme, anticholinerge Effekte, Sedierung und Benommenheit, extrapyramidale Symptome, Obstipation und Harnverhalt sowie Hirnleistungsstörungen (Li et al. 2016; Maust et al. 2015; Tan et al. 2015). Zudem können sich Schlaf-Wach-Rhythmus-Störungen verstärken (Werth et al. 2002; Wirz-Justice et al. 2000).

Da im Einzelfall nicht vorhergesagt werden kann, ob und wie stark ein einzelner Patient von solchen Effekten betroffen sein könnte, ist eine klinische Überwachung der Therapie und eine regelmäßige kritische Überprüfung der Indikation geboten.

Die niedrig potenten Neuroleptika wie *Melperon* oder *Pipamperon* haben eine sehr geringe Affinität zum D_2-Rezeptor, so dass sie in den üblicherweise verordneten Dosen keine antipsychotische Wirkung zeigen. Dafür spielen aber bei diesen niedrig potenten Neuroleptika die bei hochpotenten Neuroleptika häufigen extrapyramidalmotorischen Störungen klinisch so gut wie keine Rolle. Melperon und Pipamperon können daher nicht zur Behandlung von psychiatrischen Erkrankungen eingesetzt werden. Vielmehr wird ihr sedierender und beruhigender Effekt ausgenutzt. Über einen Anti-Histamin-Effekt durch Blockade des 5-HT$_2$-Rezeptors wirken sie schon in geringer Dosierung beruhigend und schlafinduzierend. Günstig ist bei diesen Substanzen der fehlende anticholinerge Effekt, so dass ungünstige Auswirkungen auf die Gedächtnisleistung nicht zu erwarten sind. Eine Zulassung besteht für Unruhezustände bei Demenzerkrankung, nicht jedoch für die Behandlung von Schlafstörungen (ROTE LISTE® 2015 Buchausgabe – Einzelausgabe 2015).

Zur Pharmakotherapie von Schlafstörungen mit Neuroleptika existieren bei Menschen mit Demenz nur wenige Studien. In einer solchen Studie wurden 156 Menschen mit einer Alzheimer-Demenz umfassend schlafmedizinisch (Polysomnographie) untersucht und bei Vorliegen einer Schlafstörung (bei 60 % der Patienten) mit Hypnotika vom Z-Typ, Melatonin, Risperidon oder keiner Pharmakotherapie behandelt. Zudem wurden die Patienten fünf Jahre lang nachverfolgt. In dieser Studie erwies sich niedrig dosiertes Risperidon (0,5–1 mg täglich) einer Placebogabe und den anderen Substanzen als signifikant überlegen. Die mit Risperidon behandelten Patienten hatten signifikant weniger Schläfrigkeit am Tag, eine bessere Schlafqualität, weniger Angst und weniger depressive Symptome. Z-Substanzen zeigten im Vergleich zu keiner Behandlung einen geringeren, aber signifikanten Effekt auf die Schläfrigkeit am Tag, die Schlafqualität und die Ausbildung depressiver Symptome. Melatonin unterschied sich nicht von der Gruppe ohne Therapie. Auch die Betreuungspersonen waren bei gebessertem Nachtschlaf der Patienten deutlich weniger belastet (Yin et al. 2015).

Die atypischen Neuroleptika *Olanzapin* und *Quetiapin* zeigen in dieser Präparategruppe den stärksten sedierenden Effekt. Bei älteren Menschen mit Depression besserten sich die Symptomatik der Depression und der gestörte Schlaf signifikant unter Quetiapin. Über 80 % der Teilnehmer zeigten in einer Studie jedoch unerwünschte Effekte. Bei fast 10 % musste die Medikation daher beendet werden (Locklear et al. 2013).

Melperon ist bei Schlafstörungen und psychomotorischer Unruhe für Patienten über 65 Jahre zugelassen (ROTE LISTE® 2015 Buchausgabe –

Einzelausgabe 2015). Die Dosierung liegt zur Schlafinduktion bei 25–100 mg. Selten kann es zu QTc-Zeit-Verlängerungen und Blutbildschäden kommen. Melperon hat ein relativ hohes Interaktionspotenzial (CYP2D6-Hemmung) und eine nicht-lineare Pharmakokinetik, sodass überproportional hohe Plasmaspiegel auftreten können (Reinbold und Assion 2009).

Pipamperon hat mit 17–22 Stunden eine deutlich längere Halbwertszeit als Melperon mit 6–8 Stunden, was zu Überhangsymptomen am nächsten Morgen führen kann (Reinbold und Assion 2009). Bei alten Menschen sollte als Initialdosis die Hälfte der normalen Anfangsdosis gegeben werden.

Atypische Antipsychotika wurden bei Schlafstörungen bisher kaum untersucht, werden aber in der Praxis häufig in niedriger Dosierung eingesetzt (Reinbold und Assion 2009). In einer Studie konnten 25 mg Quetiapin subjektive und objektive Schlafparameter bei Patienten mit primärer Insomnie verbessern (Reinbold und Assion 2009). Daten für alte Patienten liegen nicht vor. In der Praxis werden häufig *Mirtazapin* mit 7,5–15 mg oder *Agomelatin* 25–50 mg zur Verbesserung des Schlafs bei komorbider Depression eingesetzt. Die Evidenz für den Einsatz dieser Präparate bei Demenzkranken ist allerding gering (McCleery et al. 2014).

Aufgrund der unzureichenden Studienlage wird in der aktuellen S3-Leitlinie Demenz zur pharmakologischen Behandlung von Schlafstörungen bei Demenz keine evidenzbasierte Empfehlung ausgesprochen (Deutsche Gesellschaft für Psychiatrie, Psychotherapie und Nervenheilkunde; Deutsche Gesellschaft für Neurologie 2017).

Merke

Für die Behandlung einer Schlafstörung bei Demenz ohne psychiatrische Symptome sind Neuroleptika nicht zugelassen (Schroeck et al. 2016). Der Einsatz von Neuroleptika sollte nur bei klarer psychiatrischer Symptomatik erfolgen und zeitnah bezüglich Wirksamkeit überprüft werden. Ein Auslassversuch sollte immer erwogen werden (Deutsche Gesellschaft für Psychiatrie, Psychotherapie und Nervenheilkunde; Deutsche Gesellschaft für Neurologie 2017).

7.4.10.4 Melatonin bei Menschen mit Demenz

Melatonin wird in der Hirnanhangsdrüse gebildet. Seine Synthese wird durch Dunkelheit stimuliert und durch Licht gehemmt. Der Melatoninspiegel ist in der Nacht am höchsten. Mit dem Alter verändern sich die Melatoninspiegel. Dabei nehmen die maximal erreichten Blutspiegel mit dem Alter kontinuierlich ab bei allerdings erheblicher interindividueller Variabilität. Es wird angenommen, dass niedrige Melatoninspiegel ältere Menschen für einen gestörten zirkadianen Rhythmus anfälliger machen. Andererseits wird ein hoher Melatoninspiegel im Zusammenhang mit gesundem Altern und Langlebigkeit gesehen.

Die abendliche Verabreichung von 1 oder 2,5 mg retardiertem Melatonin eine Stunde vor dem Zubettgehen zeigte bei Menschen mit Insomnie und einer Alzheimer-Demenz keine signifikanten Effekte auf objektive Schlafparameter. Jedoch bestand in einer Studie ein positiver Trend hin zu einem besseren Schlaf und Betreuer bewerteten die Effekte beider Dosen auf den Schlaf der Patienten positiv (Singer et al. 2003).

In zwei Studien wurde der Effekt einer Kombination aus morgendlicher Lichttherapie und abendlicher Melatoningabe bei Menschen mit Demenz untersucht. Beide Studien zeigten positive Effekte, wobei die Kombination der jeweiligen Einzeltherapie überlegen war. So beeinflusste Licht tagsüber mit einer Lichtstärke von 1.000 Lux in Kombination mit 2,5 mg Melatonin abends die Hirnleistung, aggressives Verhalten, nächtliche Unruhe und Schlafeffizienz positiv (Riemersma-van der Lek et al. 2008). In der zweiten Studie reduzierte die Kombinationsbehandlung die Tagesschläfrigkeit, verbesserte die Aktivität tagsüber und konsolidierte die zirkadiane Rhythmik (Dowling et al. 2008).

Die starke Erniedrigung der Melatoninrezeptoren im SCN bei Menschen im fortgeschrittenen Stadium einer Alzheimer-Demenz erklärt, warum die Verabreichung von Melatonin bei dieser Demenzform kaum noch einen klinischen Effekt haben kann (Wu und Swaab 2007).

> **Merke**
>
> Eine Behandlung mit retardiertem Melatonin zur Nacht und Lichtexposition am Vormittag hat günstige Effekte auf den Schlaf bei Menschen mit Demenz.

7.4.10.5 Behandlung einer Schlafapnoe bei Menschen mit Demenz

Die Schlafapnoe ist eine Erkrankung, die auch bei Demenzkranken häufig ist und das klinische Erscheinungsbild der Demenz modifiziert (Reynolds et al. 1987). Die Häufigkeit der Schlafapnoe ist bei Demenzkranken mit 35–63 % (Ancoli-Israel et al. 1991a; Frohnhofen und Roffe 2012; Hoch et al. 1986) höher als bei Gleichaltrigen ohne Demenz mit 20–25 % (Young et al. 2002). Auch Verhaltensstörungen werden bei Menschen mit Demenz und Schlafapnoe häufiger beobachtet als bei Demenzkranken ohne Schlafapnoe (Gehrman et al. 2003). Daher sollte an diesen Zusammenhang bei Demenzkranken mit agitiertem Verhalten gedacht werden. Da das Vorliegen einer Schlafapnoe eine Kontraindikation für die Behandlung mit Benzodiazepinen darstellt (ROTE LISTE® 2015 Buchausgabe – Einzelausgabe 2015), muss eine Schlafapnoe vor Verabreichung dieser Substanzen ausgeschlossen werden.

Die Standardbehandlung der obstruktiven Schlafapnoe ist die pneumatische Schienung des Pharynx mittels eines über eine Nasenmaske applizierten milden Überdrucks, die sog. Positive Airway Pressure (PAP)-Therapie. Die Überdruckatmung (Continuous Positive Airway Perssure, CPAP) ist die effektivste Form der Behandlung einer obstruktiven Schlafapnoe. Hierdurch wird die Atmung wieder gesichert, die Schlafunterbrechung wird beseitigt, eine Hypoxämie unterbleibt, die Tiefschlaf- und die REM-Schlafmenge steigen wieder an (Cooke et al. 2006a; Cooke et al. 2009; Verma et al. 2001). Diese Therapie ist auch bei Menschen mit leichter bis mittelschwerer Demenz anwendbar und zeigt kurzzeitig bereits Effekte auf Tagesschläfrigkeit und Hirnleistung (verbales Lernen, Exekutivfunktionen) (Ancoli-Israel et al. 2008).

Langzeiteffekte wurden bisher ebenso wenig untersucht wie der Effekt einer Beseitigung der Apnoe-assoziierten Hypoxämie. Dennoch sollte diese Therapieoption mit Patienten und Angehörigen besprochen werden. Als hilfreich hat sich die vorherige Austestung der Akzeptanz der Nasenmaske erwiesen. Wird das Tragen der Nasenmaske schon tagsüber nicht akzeptiert, ist ein Behandlungsversuch mit Maskenbeatmung aussichtslos (Frohnhofen und Mahl 2007). Mit diesem einfachen Test können die Patienten identifiziert werden, die mit höherer Wahrscheinlichkeit die Einleitung einer Maskenbeatmung akzeptieren werden.

7.5 Der Schlaf von Menschen im Pflegeheim

Alte Menschen finden dann Aufnahme in einem Pflegeheim, wenn Pflegebedürftigkeit besteht, eine selbstständige Lebensführung aufgrund körperlicher oder geistiger Einschränkungen nicht mehr möglich ist und die erforderliche Unterstützung unter den bisherigen Lebensbedingungen nicht mehr gegeben ist. Daher haben Heimbewohner häufig zahlreiche gleichzeitig vorliegende Erkrankungen (Multimorbidität), die auch Einfluss auf die Tagesbefindlichkeit und den Nachtschlaf haben (Ancoli-Israel et al. 2003b).

Die deutlichsten Veränderungen finden sich bei Menschen mit Demenz-Syndromen. Klinisch zeigen sich eine reduzierte Wachheit am Tag und ein oberflächlicher, leicht zu unterbrechender Schlaf in der Nacht (Skjerve et al. 2004b). Der gestörte Schlaf des Demenzkranken belastet nicht nur den Kranken selbst, sondern auch seine Angehörigen, Mitbewohner und Betreuungspersonen (Skjerve et al. 2004a).

In einer Aktometriestudie an Demenzkranken im Pflegeheim zeigten 57 % der Patienten auffällige Verhaltensmuster im Schlaf, die als irregulärer Rhythmus (30 %), freilaufender Rhythmus (12 %), Hypoaktivität am Tag (7 %) oder ultradianer Rhythmus (7 %) klassifiziert wurden (Skjerve und Nygaard 2000). Dies bedeutet einerseits, dass nicht jeder Demenzkranke eine Schlafstörung hat, und andererseits, dass verschiedene Formen von gestörtem Schlaf bei Demenzkranken auftreten.

> **Merke**
>
> Einsamkeit, geringe Anregung von außen, ungenügende Lichtexposition und Isolation fördern bei Heimbewohnern die Destabilisierung des zirkadianen Rhythmus (Harper et al. 2001). Dauerhafte Bettlägerigkeit entkoppelt von äußeren Zeitgebern und fördert ein irreguläres Schlaf-Wach-Muster.

Fehlende Lichtexposition tagsüber und Bettlägerigkeit sind auch mit der Verfügbarkeit von Mitarbeitern in der Pflege assoziiert. So zeigte eine Studie, dass Bettlägerigkeit in Heimen mit niedrigem Pflegeschlüssel mit 40 % häufiger festzustellen war als in Heimen mit ausreichendem Pflegeschlüssel (26 %) (Singer et al. 2003). Bettliegezeiten betragen bei weniger mobilen Heimbewohnern bis zu zwölf Stunden in der Nacht und weitere zwei Stunden am Tag. Damit verbringt ein wenig mobiler Heimbewohner nur etwa 10 von 24 Stunden außerhalb des Bettes. Dieser Faktor ist aber grundsätzlich beeinflussbar, zumal Lichtexposition und Förderung der Aktivität den wenig stabilen zirkadianen Rhythmus dieser Patientengruppe stabilisieren (Dowling et al. 2008).

Diagnostisch und therapeutisch gelten für Schlafstörungen bei Heimbewohnern die gleichen Grundsätze, wie sie schon in anderen Kapiteln dargestellt wurden.

7.6 Nykturie und Schlaf

Nykturie bezeichnet die Notwendigkeit, in der Nacht wenigstens einmal die Harnblase entleeren zu müssen (Oelke und van Kerrebroeck 2012).

Zahlreiche Faktoren sind für das Auftreten einer Nykturie verantwortlich, wobei mehrere dieser Faktoren auch gleichzeitig vorliegen können. Ältere Frauen und Männer unterscheiden sich nicht in ihrer Nykturiehäufigkeit (Wein et al. 2002). Eine pathophysiologisch begrün-

7.6 Nykturie und Schlaf

dete Einteilung der Ursachen einer Nykturie erleichtert deren Management. Dabei können ätiologisch drei Gruppen mit jeweils unterschiedlichen Häufigkeiten unterschieden werden (Weiss et al. 2012):

- reduzierte Kapazität der Harnblase (57 %)
- vermehrte Produktion von Urin (7 %)
- Kombination von beiden Mechanismen (36 %)

Mit dem Alter nimmt die Kapazität der Harnblase ab (Homma et al. 2000). Bei gleichbleibender Urinproduktion bedeutet dies automatisch eine häufigere Notwendigkeit zur Entleerung der Harnblase. Die Bestimmung der Blasenkapazität kann bei Ausschluss einer Infektion des unteren Harntraktes durch den Quotienten aus nächtlicher Urinproduktion und dem Körpergewicht bzw. der größten nächtlichen Urinportion bei einer Miktion und dem Körpergewicht geschätzt werden.

Die jeweiligen unteren Grenzwerte für die Diagnose einer erniedrigten Kapazität der Harnblase werden mit 10 ml/kg Körpergewicht (KG) für die gesamte nächtliche Urinmenge und mit 4 ml/kg KG für die größte einzelne nächtliche Urinmenge angegeben (Homma et al. 2000).

Andererseits kann auch die produzierte Urinmenge erhöht sein. Die Ursachen für eine vermehrte Urinproduktion in der Nacht sind vielfältig und umfassen unter anderem hormonelle Einflüsse wie einen milden ADH-Mangel im Alter, einen entgleisten Blutzucker bei Diabetes mellitus, Wassereinlagerungen bei Herzinsuffizienz, statisch bedingte Ödeme bei Immobilität, eine reduzierte Konzentrationsleistung der Nieren bei Niereninsuffizienz, eine Polydipsie oder die abendliche Verabreichung von Diuretika.

Die Nykturie als sehr häufige Ursache für den gestörten Nachtschlaf älterer Menschen ist deutlich mit Tagesschläfrigkeit assoziiert (Foley et al. 2007; Whitney et al. 1998). Über die Hälfte (53 %) der erwachsenen Teilnehmer an einer Befragung der National Sleep Foundation berichteten über eine Nykturie. Dieses Symptom war nach der Depression der zweithäufigste Grund für einen unterbrochenen Nachtschlaf. Nykturie war in dieser Befragung mit einem um 75 % erhöhten Risiko für Schlaflosigkeit (Insomnie) assoziiert (Foley et al. 2004). Ähnliche Ergebnisse lieferte die Cardiovascular Health Study (CHS) (Whitney et al. 1998).

Die Beziehung zwischen Nykturie und Nachtschlaf ist dabei komplex. Eine ganz wichtige Frage ist dabei, ob die sensorische Information einer sich füllenden Harnblase einen kortikalen Weckreiz auslöst, ob dieser Weckreiz bei möglicherweise gesenkter Weckschwelle von älteren Menschen früher wahrgenommen wird oder ob nicht umgekehrt ein weniger tiefer Schlaf und häufigeres nächtliches Erwachen die primären Veränderungen sind und eine dann mäßig gefüllte Harnblase während dieser kurzen Wachzustände als gefüllt empfunden wird und zum Aufsuchen der Toilette zwingt.

Für die letzte Annahme spricht, dass Menschen mit mehr Tiefschlaf (Stadium N3) auch seltener eine Nykturie aufweisen (Bliwise et al. 2015). Zudem fand sich zwischen der Blasenkapazität und der im Rahmen einer urodynamischen Abklärung erhobenen Diagnosen sowie der nächtlichen Miktionsfrequenz kein signifikanter Zusammenhang (Weiss et al. 1999).

Durch eine Nykturie und dem damit einhergehenden Aufsuchen der Toilette wird der Nachtschlaf nachhaltig unterbrochen und die nächtliche Schlafmenge nimmt in Abhängigkeit vom Ausmaß der Nykturie ab. Diese unabhängig von der Ursache einer Nykturie bedingte Unterbrechung der Schlafkontinuität hat auch klinische Folgen. So ist die konsolidierende Wirkung des Schlafs auf die Gedächtnisleistung reduziert und die Vigilanz am Tag nimmt ab (Foley et al. 2007). Befragungen zeigen zudem, dass zwischen der Angabe einer Nykturie und Symptomen wie zum Beispiel einer exzessiven Tagesschläfrigkeit eine Beziehung besteht (Foley et al. 2007; Scheuermaier et al. 2011; Whitney et al. 1998). Eine Nykturie ist nicht nur mit gestörtem und nicht erholsamem Schlaf assoziiert, sondern auch mit nächtlichen Stürzen (Brown et al. 2000) und depressiven Symptomen (Wong et al. 2006).

Merke

Eine Nykturie sollte immer auch in Zusammenhang mit dem Nachtschlaf gesehen werden. Von der Abklärung und Behandlung einer Nykturie ist ein positiver Einfluss auf den Nachtschlaf und auf die durch den gestörten Schlaf bedingten Symptome am Tag zu erwarten.

7.7 Schmerz und Schlaf

Der akute Schmerz warnt den Körper vor einer potenziellen Gefahr und löst eine unmittelbare Schutzreaktion aus. Schmerz zu empfinden ist daher überlebenswichtig. Persistierender Schmerz ist ein Schmerz, der lange (ca. drei bis sechs Monate) über die erwartete Dauer eines akuten Warnschmerzes hinaus andauert (Merskey 1994). Dieser Schmerz hat seine eigentliche Schutzfunktion verloren und wird zu einem eigenständigen krankmachenden Syndrom (Tracey und Bushnell 2009).

Etwa ein Drittel der älteren Menschen leidet an persistierenden Schmerzen. Seine Prävalenz übersteigt in dieser Altersgruppe die von kardiovaskulären Erkrankungen oder die des Diabetes mellitus (Fernández et al. 2010). Dabei überwiegt als Schmerzort der Bewegungsapparat mit Gelenken, Muskeln und Sehnen gefolgt von peripheren Polyneuropathien unterschiedlicher Genese und chronischen Kopfschmerzen (Fernández et al. 2010). Chronisch schmerzkranke Menschen haben im Vergleich zu altersgleichen Personen ohne Schmerzen eine deutlich reduziertere Lebensqualität, sind depressiver und zeigen häufiger Einschränkungen bei der Bewältigung des Alltags.

Schmerzpatienten berichten auch über Unterbrechungen des Nachtschlafs infolge schmerzbedingter Aufwachereignisse (Taylor et al. 2007). Schmerz führt auch zu einem Vermeidungsverhalten mit physischer Dekonditionierung, Depressivität, Fähigkeitsstörungen, Isolation, Schlafstörungen und Erschöpfung.

> **Merke**
>
> Schmerz stört den Nachtschlaf und gestörter Schlaf senkt die Schmerzschwelle.

Persistierende Schmerzen stören den Schlaf, der damit seine restaurierende Funktion verliert. Epidemiologische Studien zeigen, dass etwa 50–80 % der Menschen mit persistierenden Schmerzen einen gestörten Schlaf haben (Allen et al. 2008; Alsaadi et al. 2011; Finan et al. 2013).

In einer Studie mit fast 8.000 Teilnehmern waren bei Vorliegen von andauernden Knie- oder Hüftschmerzen eine Insomnie um den Faktor 1,29 und ungenügender Schlaf um den Faktor 1,35 signifikant häufiger im Vergleich zu den Studienteilnehmern ohne Schmerzen (Allen et al. 2008). In einer retrospektiven Untersuchung an mehr als 1.000 Studienteilnehmern mit chronischen Rückenschmerzen klagten mehr als 40 % über zu wenig Schlaf und fast 20 % gaben eine nächtliche Schlafdauer von weniger als vier Stunden an (Artner et al. 2013). Diese Angaben waren unabhängig von Alter und Geschlecht. Zudem korrelierte das Ausmaß des angegebenen Schlafmangels mit der Schmerzintensität. Diese Korrelation war aber schwach, so dass mutmaßlich auch zusätzliche Faktoren den Schlaf von Schmerzpatienten beeinflussen (Alsaadi et al. 2011). Hierfür spricht auch, dass etwa 30–50 % der Menschen mit persistierenden Schmerzen über keinerlei Schlafstörungen klagen. Dies bedeutet, dass nicht jeder chronische Schmerz zwangsläufig auch zu einem gestörten Schlaf führt. Die Gründe für diese Beziehung sind noch nicht klar und rechtfertigen weitere Untersuchungen (Lee 2016).

Andererseits leidet etwa die Hälfte der Menschen mit chronischer Insomnie unter persistierenden Schmerzen (Taylor et al. 2007). Daraus ergeben sich zwei wichtige Fragen:

1. Ist die Beziehung zwischen Schlaf und Schmerz uni- oder bidirektional und
2. welche Mechanismen verbinden den Schlaf und den Schmerz?

Studien zeigen, dass Schlaflosigkeit das Risiko für die Zunahme oder das neue Auftreten von Kopfschmerzen signifikant erhöht. Die Remission einer Insomnie führt zu einer Rückbildung der Kopfschmerzen (Boardman et al. 2006). Insomnie ist im Langzeitverlauf auch mit dem Auftreten von muskuloskelettalen Schmerzen assoziiert (Mork et al. 2014). Das Ausmaß der Insomnie beeinflusst dabei direkt die Schmerzintensität am Folgetag. Hier scheint also eine Dosis-Wirkungsbeziehung zu bestehen.

Bei 80 Schmerzpatienten wurden die Schmerzintensität während einer Woche zweimal täglich sowie der Schlaf mittels Aktometrie gemessen. Patienten mit unerholsamem Schlaf sowie Ein- oder Durchschlafstörungen gaben am Folgetag eine höhere Schmerzintensität an. Die höhere Schmerzintensität hatte wiederum ungünstige Auswirkungen auf den Schlaf in der folgenden Nacht (Alsaadi et al. 2014; Edwards et al. 2001).

Diese Studien legen den Schluss nahe, dass ein gestörter Schlaf das Risiko für das Auftreten von Schmerzen bei bis dahin schmerzfreien Menschen erhöht, bestehende Schmerzzustände verschlechtert und die tägliche Fluktuation der Schmerzintensität beeinflusst (Afolalu et al. 2017). Andererseits haben gute Schläfer ein deutlich geringeres Risiko, chronische Schmerzzustände zu entwickeln (Afolalu et al. 2017).

Schlafstörungen sagen eher die Entwicklung von Schmerzzuständen voraus als umgekehrt. So fand sich in einer Studie bei Menschen mit Fibromyalgie, dass Schlafstörungen der Schmerzzunahme vorausgingen, dass aber bestehende Schmerzen im weiteren Verlauf nicht das Auftreten oder das Ausmaß einer Schlafstörung vorherzusagen vermochten (Bigatti et al. 2008).

Auch experimentelle Untersuchungen zeigen, dass ein kompletter oder inkompletter Schlafentzug die Schmerzwahrnehmung beeinflusst. Kompletter Schlafentzug ist dabei aber eine artifizielle Laborsituation, die nicht die Realität widerspiegelt, da selbst chronisch Schlafgestörte in der Regel immer noch ein wenig Schlaf finden. Experimente mit partiellem Schlafentzug oder Schlafunterbrechung sind daher näher an der Realität. Auch wurden diese Experimente in der Regel an gesunden Freiwilligen durchgeführt und sind damit auf die Situation chronisch Kranker oder multimorbider Patienten nicht zu übertragen. Dennoch liefern die Ergebnisse dieser Experimente Hinweise auf die Beziehung zwischen Schlaf und Schmerz.

Gesunde Freiwillige berichten schon nach zwei Nächten eines partiellen Schlafentzugs mit einer Reduktion der Gesamtschlafzeit auf etwa vier Stunden über Schmerzen. Dabei nahm der Effekt auf die Schmerzintensität mit der Anzahl der Nächte mit Schlafbegrenzung zu (Haack und Mullington 2005). Die Verlängerung der nächtlichen Schlafzeit wiederum reduzierte die Schmerzwahrnehmung (Roehrs et al. 2012). Eine Schlafstörung beeinflusst die Schmerzverarbeitung und scheint dabei mehr das schmerzinhibierende System zu beeinflussen als die Schmerzwahrnehmung zu verstärken (Edwards et al. 2009).

> **Merke**
>
> Gestörter Schlaf erhöht das Risiko für das Auftreten von Schmerzen und verstärkt die Intensität schon bestehender Schmerzen. Ungestörter Schlaf reduziert das Risiko für Schmerzen und bessert schon bestehende Schmerzzustände (Finan et al. 2013).

Dies führt zu der Hypothese, dass gestörter Schlaf ein Kausalfaktor für das Auftreten von Schmerzen sein kann. Unklar bleibt aber, welche Form von Schmerzen wie ausgeprägt durch welchen Typ einer Schlafstörung ausgelöst werden (Zhang et al. 2012). Hier besteht im Rahmen einer multimodalen Schmerztherapie die realistische Chance, durch die Behandlung von Schlafstörungen auch Einfluss auf Schmerzzustände nehmen zu können. Diese Hypothese sollte angesichts der Häufigkeit von Schlafstörungen und von Schmerzzuständen bei älteren Menschen unbedingt weiter untersucht werden.

Andauernde Schmerzen können dazu führen, dass die Alltagsaktivität abnimmt, die im Bett verbrachte Zeit ansteigt, die Anzahl kurzer Schlafphasen im Tagesverlauf (Napping) zunimmt oder sich Angst vor Schlaflosigkeit einstellt.

Diese Reaktionsmuster können über den Mechanismus der Konditionierung Schlaflosigkeit fördern und perpetuieren (Spielman et al. 1991).

Für die Behandlung ergibt sich daraus die Konsequenz, dass zur Verbesserung des Schlafs bei bestehenden Schmerzen die alleinige Schmerztherapie nicht ausreichen kann, sondern dass zusätzlich eine spezifische Behandlung der Schlafstörung erfolgen muss. Dabei konnte nachgewiesen werden, dass eine Therapie des maladaptiven Verhaltens infolge der Schmerzen die Insomnie bessert (Smith et al. 2002).

Hier haben sich insbesondere die Techniken der Verhaltenstherapie (KVT-I) als wirksam erwiesen (Lichstein et al. 2000). Zwar können alle verhaltenstherapeutischen Techniken zur Anwendung kommen, jedoch könnte Schlafrestriktion aufgrund der initial reduzierten Schlafzeit und der durch eine Schlafrestriktion absinkenden Schmerzschwelle zu einer Zunahme der Beschwerden führen. Verlässliche Daten dazu fehlen aber.

Diagnostisch sollten Schmerz- und Schlaftagebücher verwendet werden. Sie liefern wichtige Informationen zur Beziehung zwischen Schmerz und Schlaf, decken maladaptives Verhalten auf und können so Grundlage für die Erstellung eines Behandlungsplans sein. Weiterhin dienen sie dazu, Therapieeffekte zu dokumentieren.

Die zur Therapie von Schmerzen verordnete Medikation kann ihrerseits einen ungünstigen Einfluss auf den Schlaf haben. Insbesondere Opiate bedürfen hier einer besonderen Aufmerksamkeit. Einmal haben alle Opiate anticholinerge Effekte. Diese äußern sich unter anderem in Form von Mundtrockenheit und Akkommodationsstörungen. Auch können gerade bei alten Menschen visuelle Halluzinationen und ein Delir unter einer Opiattherapie auftreten.

Weiterhin beeinflussen Opiate den Atemantrieb, können zur Hypoventilation führen sowie eine obstruktive Schlafapnoe induzieren oder verstärken (Mulier 2016). Für die Altersmedizin hat sich aufgrund eigener Erfahrungen eine Grenzdosis von 100 mg Morphin-Äquivalent als kritisch erwiesen. Wird diese Dosis überschritten, steigt das Risiko für eine Hypoventilation. Überwacht werden kann dieses Risiko durch regelmäßige Blutgasanalysen (Anstieg des pCO_2) oder durch eine nächtliche Pulsoximetrie.

> **Merke**
>
> Patienten sollten unter der Einleitung oder Veränderung einer Schmerztherapie auch unter dem Aspekt der Induktion einer Schlafstörung überwacht werden.

Störungen des zirkadianen Rhythmus können auch durch fehlende Lichtexposition tagsüber oder fehlende Zeitgeber ausgelöst werden. Heimbewohner sind hier eine Risikogruppe. Diese Störung wird zum Beispiel bei etwa 30 % der erblindeten Menschen gefunden. Mit einer Zyklusdauer von etwa sechs Wochen wechseln Tagesschläfrigkeit und Wachheit am Tag ab. Schichtarbeitersyndrom und Jetlag-Syndrom werden im höheren Lebensalter seltener angetroffen.

Bei betagten Menschen, die über viele Jahre Schichtarbeit verrichtet haben, kann sich das durch den Beruf vorgegebene Muster verfestigen und im Ruhestand fortbestehen. Alternativ muss aber auch diskutiert werden, ob nicht eine vorbestehende Rhythmusstörung die Berufswahl mit beeinflusst hat. Entscheidend ist der aus diesen Störungen resultierende Leidensdruck, der dann eine therapeutische Intervention erfordert.

Literatur

Achermann P, Borbély AA (2003) Mathematical models of sleep regulation. In: Front Biosci (1). S. 683–93.

Afolalu EF, Ramlee F, Tang N (2017) Effects of sleep changes on pain-related health outcomes in the general population. A systematic review of longitudinal studies with exploratory meta-analysis. In: Sleep medicine reviews. DOI: 10.1016/j.smrv.2017.08.001.

Ahmadi N, Chung SA, Gibbs A, Shapiro CM (2008) The Berlin questionnaire for sleep apnea in a sleep clinic population. Relationship to polysomnographic measurement of respiratory disturbance. In: Sleep & breathing = Schlaf & Atmung 12 (1), S. 39–45. DOI: 10.1007/s11325-007-0125-y.

Akerstedt T, Gillberg M (1990) Subjective and objective sleepiness in the active individual. In: The International journal of neuroscience 52 (1-2), S. 29–37.

Allen KD, Renner JB, Devellis B, Helmick CG, Jordan JM (2008) Osteoarthritis and sleep. The Johnston County Osteoarthritis Project. In: The Journal of rheumatology 35 (6), S. 1102–1107.

Allen RP, Chen C, Garcia-Borreguero D, Polo O, DuBrava S, Miceli J. et al. (2014) Comparison of pregabalin with pramipexole for restless legs syndrome. In: The New England journal of medicine 370 (7), S. 621–631. DOI: 10.1056/NEJMoa1303646.

Allen RP, Earley CJ (1996) Augmentation of the restless legs syndrome with carbidopa/levodopa. In: Sleep 19 (3), S. 205–213.

Allen RP, Earley CJ (2001) Restless legs syndrome. A review of clinical and pathophysiologic features. In: Journal of clinical neurophysiology: official publication of the American Electroencephalographic Society 18 (2), S. 128–147.

Allen RP, Picchietti D, Hening WA, Trenkwalder C, Walters AS, Montplaisi J (2003) Restless legs syndrome. Diagnostic criteria, special considerations, and epidemiology. A report from the restless legs diagnosis and epidemiology workshop at the National Institutes of Health. In: Sleep medicine 4 (2), S. 101–119.

Allen RP, Walters AS, Montplaisir J, Hening W, Myers A, Bell TJ, Ferini-Strambi L (2005) Restless legs syndrome prevalence and impact. REST general population study. In: Archives of internal medicine 165 (11), S. 1286–1292. DOI: 10.1001/archinte.165.11.1286.

Alsaadi SM, McAuley JH, Hush JM, Lo S, Bartlett DJ, Grunstein RR, Maher CG (2014) The bidirectional relationship between pain intensity and sleep disturbance/quality in patients with low back pain. In: The Clinical journal of pain 30 (9), S. 755–765. DOI: 10.1097/AJP.0000000000000055.

Alsaadi SM, McAuley JH, Hush JM, Maher CG (2011) Prevalence of sleep disturbance in patients with low back pain. In: European spine journal: official publication of the European Spine Society, the European Spinal Deformity Society, and the European Section of the Cervical Spine Research Society 20 (5), S. 737–743. DOI: 10.1007/s00586-010-1661-x.

Ancoli-Israel S (2000) Insomnia in the elderly: a review for the primary care practitioner. In: Sleep 23 Suppl 1, S. 23–30; discussion S. 36–8.

Ancoli-Israel S, Gehrman P, Martin JL, Shochat T, Marler M, Corey-Bloom J, Levi L (2003a) Increased light exposure consolidates sleep and strengthens circadian rhythms in severe Alzheimer's disease patients. In: Behavioral sleep medicine 1 (1), S. 22–36. DOI: 10.1207/S15402010BSM0101_4.

Ancoli-Israel S, Klauber MR, Butters N, Parker L, Kripke DF (1991a) Dementia in institutionalized elderly: relation to sleep apnea. In: Journal of the American Geriatrics Society 39 (3), S. 258–263.

Ancoli-Israel S, Klauber MR, Jones DW, Kripke DF, Martin J, Mason W et al. (1997) Variations in circadian rhythms of activity, sleep, and light exposure related to dementia in nursing-home patients. In: Sleep 20 (1), S. 18–23.

Ancoli-Israel S, Kripke DF, Klauber MR, Mason WJ, Fell R, Kaplan O (1991b) Periodic limb movements in sleep in community-dwelling elderly. In: Sleep 14 (6), S. 496–500.

Ancoli-Israel S, Martin JL (2006) Insomnia and daytime napping in older adults. In: Journal of clinical sleep medicine: JCSM: official publication of the American Academy of Sleep Medicine 2 (3), S. 333–342.

Ancoli-Israel S, Martin JL, Gehrman P, Shochat T, Corey-Bloom J, Marler M et al. (2003b) Effect of light on agitation in institutionalized patients with severe Alzheimer disease. In: The American journal of geriatric psychiatry: official journal of the American Association for Geriatric Psychiatry 11 (2), S. 194–203.

Ancoli-Israel S, Palmer BW, Cooke JR, Corey-Bloom J, Fiorentino L, Natarajan L et al. (2008) Cognitive effects of treating obstructive sleep apnea in Alzheimer's disease: a randomized controlled study. In: Journal of the American Geriatrics Society 56 (11), S. 2076–2081. DOI: 10.1111/j.1532-5415.2008.01934.x.

Ancoli-Israel S, Richardson GS, Mangano RM, Jenkins L, Hall P, Jones WS (2005) Long-term use of sedative hypnotics in older patients with insomnia. In: Sleep medicine 6 (2), S. 107–113. DOI: 10.1016/j.sleep.2004.10.015.

Artner J, Cakir B, Spiekermann J, Kurz S, Leucht F, Reichel H, Lattig F (2013) Prevalence of sleep deprivation in patients with chronic neck and back pain. A retrospective evaluation of 1016 patients. In: Journal of pain research 6, S. 1–6. DOI: 10.2147/JPR.S36386.

Ashton H (2005) The diagnosis and management of benzodiazepine dependence. In: Current opinion in psychiatry 18 (3), S. 249–255. DOI: 10.1097/01.yco.0000165594.60434.84.

Baglioni C, Spiegelhalder K, Lombardo C, Riemann D (2010) Sleep and emotions. A focus on insomnia. In: Sleep medicine reviews 14 (4), S. 227–238. DOI: 10.1016/j.smrv.2009.10.007.

Ballard CG, Eastwood C, Gahir M, Wilcock G (1996) A follow up study of depression in the carers of dementia sufferers. In: BMJ (Clinical research ed.) 312 (7036), S. 947.

Bayer AJ, Pathy MS, Ankier SI (1983) Pharmacokinetic and pharmacodynamic characteristics of trazodone in the elderly. In: British journal of clinical pharmacology 16 (4), S. 371–376.

Beaudreau SA, Spira AP, Stewart A, Kezirian EJ, Lui L, Ensrud K et al. (2012) Validation of the Pittsburgh Sleep Quality Index and the Epworth Sleepiness Scale in older black and white women. In: Sleep medicine 13 (1), S. 36–42. DOI: 10.1016/j.sleep.2011.04.005.

Beaulieu-Bonneau S, Hudon Cl (2009) Sleep disturbances in older adults with mild cognitive impairment. In: International psychogeriatrics / IPA 21 (4), S. 654–666. DOI: 10.1017/S1041610209009120.

Becker PM, Jamieson AO, Brown WD (1993) Dopaminergic agents in restless legs syndrome and periodic limb movements of sleep. Response and complications of extended treatment in 49 cases. In: Sleep 16 (8), S. 713–716.

Bell RD, Zlokovic BV (2009) Neurovascular mechanisms and blood-brain barrier disorder in Alzheimer's disease. In: Acta neuropathologica 118 (1), S. 103–113. DOI: 10.1007/s00401-009-0522-3.

Benedict C, Byberg L, Cedernaes J, Hogenkamp PS, Giedratis V, Kilander L et al. (2015) Self-reported sleep disturbance is associated with Alzheimer's disease risk in men. In: Alzheimer's & dementia: the journal of the Alzheimer's Association 11 (9), S. 1090–1097. DOI: 10.1016/j.jalz.2014.08.104.

Benloucif S, Green K, L'Hermite-Balériaux M, Weintraub S, Wolfe LF, Zee PC (2006) Responsiveness of the aging circadian clock to light. In: Neurobiology of aging 27 (12), S. 1870–1879. DOI: 10.1016/j.neurobiolaging.2005.10.011.

Bent S, Padula A, Moore D, Patterson M, Mehling W (2006) Valerian for sleep: a systematic review and meta-analysis. In: The American journal of medicine 119 (12), S. 1005–1012. DOI: 10.1016/j.amjmed.2006.02.026.

Berger K, Luedemann J, Trenkwalder C, John U, Kessler C (2004) Sex and the risk of restless legs syndrome in the general population. In: Archives of internal medicine 164 (2), S. 196–202. DOI: 10.1001/archinte.164.2.196.

Bero AW, Yan P, Roh JH, Cirrito JR, Stewart FR, Raichle ME et al. (2011) Neuronal activity regulates the regional vulnerability to amyloid-β deposition. In: Nature neuroscience 14 (6), S. 750–756. DOI: 10.1038/nn.2801.

Berry RB, Brooks R, Gamaldo C, Harding SM, Lloyd RM, Quan SF et al. (2017) AASM Scoring Manual Updates for 2017 (Version 2.4). In: Journal of clinical sleep medicine: JCSM: official publication of the American Academy of Sleep Medicine 13 (5), S. 665–666. DOI: 10.5664/jcsm.6576.

Berry SD, Placide SG, Mostofsky E, Zhang Y, Lipsitz LA, Mittleman MA, Kiel DP (2016) Antipsychotic and Benzodiazepine Drug Changes Affect Acute Falls Risk Differently in the Nursing Home. In: The journals of gerontology. Series A, Biological sciences and medical sciences 71 (2), S. 273–278. DOI: 10.1093/gerona/glv091.

Berry SD, Zhang Y, Lipsitz LA, Mittleman MA, Solomon DH, Kiel DP (2011) Antidepressant prescriptions. An acute window for falls in the nursing home. In: The journals of gerontology. Series A, Biological sciences and medical sciences 66 (10), S. 1124–1130. DOI: 10.1093/gerona/glr113.

Bigatti SM, Hernandez A, Cronan TA, Rand KL (2008) Sleep disturbances in fibromyalgia syndrome. Relationship to pain and depression. In: Arthritis and rheumatism 59 (7), S. 961–967. DOI: 10.1002/art.23828.

Black DW, Grant JE (2014) DSM-5 TM guidebook. The essential companion to the Diagnostic and statistical manual of mental disorders, fifth edition. 1. ed. Washington, DC: American Psychiatric Publishing.

Blackwell T, Yaffe K, Laffan A, Redline S, Ancoli-Israel S, Ensrud KE et al. (2015) Associations between sleep-disordered breathing, nocturnal hypoxemia, and subsequent cognitive decline in older community-dwelling men. The Osteoporotic Fractures in Men Sleep Study. In: Journal of the American Geriatrics Society 63 (3), S. 453–461. DOI: 10.1111/jgs.13321.

Bliwise D, Seidel W, Karacan I, Mitler M, Roth T, Zorick F, Dement W (1983) Daytime sleepiness as a criterion in hypnotic medication trials: comparison of triazolam and flurazepam. In: Sleep 6 (2), S. 156–163.

Bliwise DL (1993) Sleep in normal aging and dementia. In: Sleep 16 (1), S. 40–81.

Bliwise DL (1994) What is sundowning? In: Journal of the American Geriatrics Society 42 (9), S. 1009–1011.

Bliwise DL (2004) Sleep disorders in Alzheimer's disease and other dementias. In: Clinical cornerstone 6 Suppl 1A, S. 28.

Bliwise DL, Ansari F, Straight L, Parker K (2005) Age changes in timing and 24-hour distribution of self-reported sleep. In: The American journal of geriatric psychiatry: official journal of the American Association for Geriatric Psychiatry 13 (12), S. 1077–1082. DOI: 10.1176/appi.ajgp.13.12.1077.

Bliwise DL, Dijk D, Juul KV (2015) Nocturia is associated with loss of deep sleep independently from sleep apnea. In: Neurourology and urodynamics 34 (4), S. 392. DOI: 10.1002/nau.22724.

Bliwise DL, Tinklenberg J, Yesavage JA, Davies H, Pursley AM, Petta DE et al. (1989) REM latency in Alzheimer's disease. In: Biological psychiatry 25 (3), S. 320–328.

Bloom HG, Ahmed I, Alessi CA, Ancoli-Israel S, Buysse DJ, Kryger M et al. (2009) Evidence-based recommendations for the assessment and management

of sleep disorders in older persons. In: Journal of the American Geriatrics Society 57 (5), S. 761–789.
Boardman HF, Thomas E, Millson DS, Croft PR (2006) The natural history of headache. Predictors of onset and recovery. In: Cephalalgia: an international journal of headache 26 (9), S. 1080–1088. DOI: 10.1111/j.1468-2982.2006.011 66.x.
Bogunovic OJ, Greenfield SF (2004) Practical geriatrics. Use of benzodiazepines among elderly patients. In: Psychiatric services (Washington, D.C.) 55 (3), S. 233–235. DOI: 10.1176/appi.ps.55.3.233.
Bombois S, Derambure P, Pasquier F, Monaca C (2010) Sleep disorders in aging and dementia. In: The journal of nutrition, health & aging 14 (3), S. 212–217.
Bonanni E, Maestri M, Tognoni G, Fabbrini M, Nucciarone B, Manca ML et al. (2005) Daytime sleepiness in mild and moderate Alzheimer's disease and its relationship with cognitive impairment. In: Journal of sleep research 14 (3), S. 311–317. DOI: 10.1111/j.1365-2869.2005.00462.x.
Bonnet MH (1989) The effect of sleep fragmentation on sleep and performance in younger and older subjects. In: Neurobiology of aging 10 (1), S. 21–25.
Borbély AA (1982) A two process model of sleep regulation. In: Human neurobiology 1 (3), S. 195–204.
Britton TC, Chaudhuri K (2009) REM sleep behavior disorder and the risk of developing Parkinson disease or dementia. In: Neurology 72 (15), S. 1294–1295. DOI: 10.1212/01.wnl.0000343502.98134.01.
Brown CA, Berry R, Tan M, Khoshia A, Turlapati L, Swedlove F (2013) A critique of the evidence base for non-pharmacological sleep interventions for persons with dementia. In: Dementia (London, England) 12 (2), S. 210–237. DOI: 10.1177/1471301211426909.
Brown JS, Vittinghoff E, Wyman JF, Stone KL, Nevitt MC, Ensrud KE, Grady D (2000) Urinary incontinence. Does it increase risk for falls and fractures? Study of Osteoporotic Fractures Research Group. In: Journal of the American Geriatrics Society 48 (7), S. 721–725.
Bubu OM, Brannick M, Mortimer J, Umasabor-Bubu O, Sebastiao YV, Wen Y et al. (2017) Sleep, Cognitive impairment, and Alzheimer's disease: A Systematic Review and Meta-Analysis. In: Sleep 40 (1). DOI: 10.1093/sleep/zsw032.
Bush DM (2013) Emergency Department Visits for Adverse Reactions Involving the Insomnia Medication Zolpidem. In: The CBHSQ Report. Rockville (MD).
Buysse DJ, Browman KE, Monk TH, Reynolds CF, Fasiczka AL, Kupfer DJ (1992) Napping and 24-hour sleep/wake patterns in healthy elderly and young adults. In: Journal of the American Geriatrics Society 40 (8), S. 779–786.
Buysse DJ, Monk TH, Reynolds CF, Mesiano D, Houck PR, Kupfer DJ (1993) Patterns of sleep episodes in young and elderly adults during a 36-hour constant routine. In: Sleep 16 (7), S. 632–637.
Buysse DJ, Reynolds CF, Monk TH, Berman SR, Kupfer DJ (1989) The Pittsburgh Sleep Quality Index. A new instrument for psychiatric practice and research. In: Psychiatry research 28 (2), S. 193–213.

Buysse DJ, Reynolds CF, Monk TH, Hoch CC, Yeager AL, Kupfer DJ (1991) Quantification of subjective sleep quality in healthy elderly men and women using the Pittsburgh Sleep Quality Index (PSQI). In: Sleep 14 (4), S. 331–338.

Cagnin A, Fragiacomo F, Camporese G, Turco M, Busse C, Ermani M, Montagnese S (2016) Sleep-Wake Profile in Dementia with Lewy Bodies, Alzheimer's Disease, and Normal Aging. In: Journal of Alzheimer's disease: JAD. DOI: 10.3233/JAD-160385.

Camargos E, Louzada L, Quintas J, Naves J, Louzada F, Nobrega O (2014) Trazodone improves sleep parameters in Alzheimer disease patients: a randomized, double-blind, and placebo-controlled study. In: The American journal of geriatric psychiatry: official journal of the American Association for Geriatric Psychiatry 22 (12), S. 1565–1574. DOI: 10.1016/j.jagp.2013.12.174.

Camargos E, Pandolfi M, Freitas M, Quintas J, Lima J, Miranda L et al. (2011) Trazodone for the treatment of sleep disorders in dementia. An open-label, observational and review study. In: Arquivos de neuro-psiquiatria 69 (1), S. 44–49.

Camargos E, Quintas J, Louzada L, Naves J, Furioso A, Nobrega O (2015) Trazodone and cognitive performance in Alzheimer disease. In: Journal of clinical psychopharmacology 35 (1), S. 88–89. DOI: 10.1097/JCP.0000000000000237.

Cedernaes J, Osorio R, Varga A, Kam K, Schiöth H, Benedict C (2017) Candidate mechanisms underlying the association between sleep-wake disruptions and Alzheimer's disease. In: Sleep medicine reviews 31, S. 102–111. DOI: 10.1016/j.smrv.2016.02.002.

Cheek R, Shaver J, Lentz M (2004a) Lifestyle practices and nocturnal sleep in midlife women with and without insomnia. In: Biological research for nursing 6 (1), S. 46–58. DOI: 10.1177/1099800404263763.

Cheek R, Shaver J, Lentz M (2004b) Variations in sleep hygiene practices of women with and without insomnia. In: Research in nursing & health 27 (4), S. 225–236. DOI: 10.1002/nur.20025.

Chong M, Ayalon L, Marler M, Loredo J, Corey-Bloom J, Palmer B et al. (2006) Continuous positive airway pressure reduces subjective daytime sleepiness in patients with mild to moderate Alzheimer's disease with sleep disordered breathing. In: Journal of the American Geriatrics Society 54 (5), S. 777–781. DOI: 10.1111/j.1532-5415.2006.00694.x.

Chou T, Scammell T, Gooley J, Gaus S, Saper C, Lu J (2003) Critical role of dorsomedial hypothalamic nucleus in a wide range of behavioral circadian rhythms. In: The Journal of neuroscience: official journal of the Society for Neuroscience 23 (33), S. 10691–10702.

Cipriani G, Lucetti C, Danti S, Nuti A (2015) Sleep disturbances and dementia. In: Psychogeriatrics: the official journal of the Japanese Psychogeriatric Society 15 (1), S. 65–74. DOI: 10.1111/psyg.12069.

Cipriani G, Lucetti C, Nuti A, Danti S (2014) Wandering and dementia. In: Psychogeriatrics: the official journal of the Japanese Psychogeriatric Society 14 (2), S. 135–142. DOI: 10.1111/psyg.12044.

Claustrat B, Leston J (2015) Melatonin. Physiological effects in humans. In: Neuro-Chirurgie 61 (2–3), S. 77–84. DOI: 10.1016/j.neuchi.2015.03.002.
Cluydts R, Valck E, Verstraeten E, Theys P (2002) Daytime sleepiness and its evaluation. In: Sleep medicine reviews 6 (2), S. 83–96.
Cochen V, Arbus C, Soto ME, Villars H, Tiberge M, Montemayor T et al. (2009) Sleep disorders and their impacts on healthy, dependent, and frail older adults. In: The journal of nutrition, health & aging 13 (4), S. 322–329.
Connor J, Wang X, Allen R, Beard J, Wiesinger J, Felt B, Earley C (2009) Altered dopaminergic profile in the putamen and substantia nigra in restless leg syndrome. In: Brain: a journal of neurology 132 (Pt 9), S. 2403–2412. DOI: 10.1093/brain/awp125.
Cooke J, Ancoli-Israel S (2011) Normal and abnormal sleep in the elderly. In: Handbook of clinical neurology 98, S. 653–665. DOI: 10.1016/B978-0-444-52006-7.00041-1.
Cooke J, Ancoli-Israel S, Liu L, Loredo J, Natarajan L, Palmer B et al. (2009) Continuous positive airway pressure deepens sleep in patients with Alzheimer's disease and obstructive sleep apnea. In: Sleep medicine 10 (10), S. 1101–1106. DOI: 10.1016/j.sleep.2008.12.016.
Cooke J, Liu L, Natarajan L, Marler M, Loredo J et al. (2006a) The effect of sleep-disordered breathing on stages of sleep in patients with Alzheimer's disease. In: Behavioral sleep medicine 4 (4), S. 219–227. DOI: 10.1207/s15402010bsm 0404_2.
Cooke J, Loredo J, Liu L, Marler M, Corey-Bloom J, Fiorentino L et al. (2006b) Acetylcholinesterase inhibitors and sleep architecture in patients with Alzheimer's disease. In: Drugs & aging 23 (6), S. 503–511.
Crönlein T, Geisler P, Langguth B, Eichhammer P, Jara C, Pieh C et al. (2012) Polysomnography reveals unexpectedly high rates of organic sleep disorders in patients with prediagnosed primary insomnia. In: Sleep & breathing = Schlaf & Atmung 16 (4), S. 1097–1103. DOI: 10.1007/s11325-011-0608-8.
Danielsson B, Jonasdottir B, Borg N, Salmi P, Fastbom J (2016) Antidepressants and antipsychotics classified with torsades de pointes arrhythmia risk and mortality in older adults – a Swedish nationwide study. In: British journal of clinical pharmacology 81 (4), S. 773–783. DOI: 10.1111/bcp.12829.
Deane R, Bell R, Sagare A, Zlokovic B (2009) Clearance of amyloid-beta peptide across the blood-brain barrier. Implication for therapies in Alzheimer's disease. In: CNS & neurological disorders drug targets 8 (1), S. 16–30.
Deschenes C, McCurry S (2009) Current treatments for sleep disturbances in individuals with dementia. In: Current psychiatry reports 11 (1), S. 20–26.
Deutsche Gesellschaft für Psychiatrie, Psychotherapie und Nervenheilkunde; Deutsche Gesellschaft für Neurologie (2010) Diagnose- und Behandlungsleitlinie Demenz. Berlin: Springer (Interdisziplinäre S3 Praxisleitlinien).
Deutsche Gesellschaft für Psychiatrie, Psychotherapie und Nervenheilkunde; Deutsche Gesellschaft für Neurologie (2017) S3-Leitlinie Demenzen. [1. Auflage]. Berlin: Springer. Online verfügbar unter http://www.springer.com/.

DeWitt D, Perry G, Cohen M, Doller C, Silver J (1998) Astrocytes regulate microglial phagocytosis of senile plaque cores of Alzheimer's disease. In: Experimental neurology 149 (2), S. 329–340. DOI: 10.1006/exnr.1997.6738.

Diekelmann S, Born J (2010) The memory function of sleep. In: Nature reviews. Neuroscience 11 (2), S. 114–126. DOI: 10.1038/nrn2762.

Diekelmann S, Landolt H, Lahl O, Born J, Wagner U (2008) Sleep loss produces false memories. In: PloS one 3 (10), e3512. DOI: 10.1371/journal.pone.0003512.

Dimpfel Wilfried (2012) Effect of Neurexan on the pattern of EEG frequencies in rats. BMC Complementary and Alternative Medicine; 12: 126

Dowling G, Burr R, Van Someren E, Hubbard E, Luxenberg J, Mastick J, Cooper B (2008) Melatonin and bright-light treatment for rest-activity disruption in institutionalized patients with Alzheimer's disease. In: Journal of the American Geriatrics Society 56 (2), S. 239–246. DOI: 10.1111/j.1532-5415.2007.01543.x.

Drover D (2004) Comparative pharmacokinetics and pharmacodynamics of short-acting hypnosedatives. Zaleplon, zolpidem and zopiclone. In: Clinical pharmacokinetics 43 (4), S. 227–238. DOI: 10.2165/00003088-200443040-00002.

Earley C, Allen R (1996) Pergolide and carbidopa/levodopa treatment of the restless legs syndrome and periodic leg movements in sleep in a consecutive series of patients. In: Sleep 19 (10), S. 801–810.

Ebert B, Wafford K, Deacon S (2006) Treating insomnia. Current and investigational pharmacological approaches. In: Pharmacology & therapeutics 112 (3), S. 612–629. DOI: 10.1016/j.pharmthera.2005.04.014.

Edwards C, Fillingim R, Keefe F (2001) Race, ethnicity and pain. In: Pain 94 (2), S. 133–137.

Edwards R, Grace E, Peterson S, Klick B, Haythornthwaite J, Smith M (2009) Sleep continuity and architecture. Associations with pain-inhibitory processes in patients with temporomandibular joint disorder. In: European journal of pain (London, England) 13 (10), S. 1043–1047. DOI: 10.1016/j.ejpain.2008.12.007.

Ekbom K, Ulfberg J (2009) Restless legs syndrome. In: Journal of internal medicine 266 (5), S. 419–431. DOI: 10.1111/j.1365-2796.2009.02159.x.

Evidente V (2001) Piribedil for restless legs syndrome. A pilot study. In: Movement disorders: official journal of the Movement Disorder Society 16 (3), S. 579–581.

Evidente V, Adler C, Caviness J, Hentz J, Gwinn-Hardy K (2000) Amantadine is beneficial in restless legs syndrome. In: Movement disorders: official journal of the Movement Disorder Society 15 (2), S. 324–327.

Fernández A, Saameño J, Pinto-Meza A, Luciano J, Autonell J, Palao D et al. (2010) Burden of chronic physical conditions and mental disorders in primary care. In: The British journal of psychiatry: the journal of mental science 196 (4), S. 302–309. DOI: 10.1192/bjp.bp.109.074211.

Finan P, Goodin B, Smith M (2013) The association of sleep and pain. An update and a path forward. In: The journal of pain: official journal of the American Pain Society 14 (12), S. 1539–1552. DOI: 10.1016/j.jpain.2013.08.007.

Fleischhacker W, Buchgeher A, Schubert H (1986) Memantine in the treatment of senile dementia of the Alzheimer type. In: Progress in neuro-psychopharmacology & biological psychiatry 10 (1), S. 87–93.

Foley D, Ancoli-Israel S, Britz P, Walsh J (2004) Sleep disturbances and chronic disease in older adults. Results of the 2003 National Sleep Foundation Sleep in America Survey. In: Journal of psychosomatic research 56 (5), S. 497–502. DOI: 10.1016/j.jpsychores.2004.02.010.

Foley D, Monjan A, Brown S, Simonsick E, Wallace R, Blazer D (1995) Sleep complaints among elderly persons: an epidemiologic study of three communities. In: Sleep 18 (6), S. 425–432.

Foley D, Vitiello M, Bliwise D, Ancoli-Israel S, Monjan A, Walsh J (2007) Frequent napping is associated with excessive daytime sleepiness, depression, pain, and nocturia in older adults. Findings from the National Sleep Foundation '2003 Sleep in America' Poll. In: The American journal of geriatric psychiatry: official journal of the American Association for Geriatric Psychiatry 15 (4), S. 344–350. DOI: 10.1097/01.JGP.0000249385.50101.67.

Forbes D, Blake C, Thiessen E, Peacock S, Hawranik P (2014) Light therapy for improving cognition, activities of daily living, sleep, challenging behaviour, and psychiatric disturbances in dementia. In: The Cochrane database of systematic reviews (2), S. CD003946. DOI: 10.1002/14651858.CD003946.pub4.

Ford D, Kamerow D (1989) Epidemiologic study of sleep disturbances and psychiatric disorders. An opportunity for prevention? In: JAMA 262 (11), S. 1479–1484.

Frohnhofen H, Fulda S, Frohnhofen K, Popp R (2013) Validation of the Essener Questionnaire of Age and Sleepiness in the elderly using pupillometry. In: Advances Experimental Medicine Biology 755, S. 125–132. DOI: 10.1007/978-94-007-4546-9_17.

Frohnhofen H, Mahl N (2007) Maskenakzeptanz-Test (MAT) bei älteren Patienten mit obstruktiver Schlafapnoe. In: Laryngo- rhino- otologie 86 (1), S. 6–7. DOI: 10.1055/s-2007-965843.

Frohnhofen H, Popp R, Willmann V, Heuer HC, Firat A (2009) Feasibility of the Epworth Sleepiness Scale in a sample of geriatric in-hospital patients. In: Journal Physiology Pharmacology (60 Suppl 5), S. 45–49.

Frohnhofen H, Roffe C (2012) Intermittent nocturnal hypoxemia in individuals with dementia: prevalence and relationship with functional status. In: Journal of the American Geriatrics Society 60 (10), S. 1997–1999. DOI: 10.1111/j.1532-5415.2012.04183.x.

Frohnhofen H, Schlitzer J (2014) CME Zertifizierte Fortbildung. Schlaf und Schlafstörungen beim alten Menschen; Teil 1: Epidemiologie und Diagnostik. In: Zeitschrift Gerontologie Geriatrie 47 (6), S. 527–537.

Frohnhofen H, Schlitzer J (2015) CME Zertifizierte Fortbildung. Schlaf und Schlafstörungen beim alten Menschen; Teil 3: Restless-legs-Syndrom. In: Zeitschrift Gerontologie Geriatrie 48 (4), S. 379–387.

Gallagher-Thompson D, Brooks J, Bliwise D, Leader J (1992) The relations among caregiver stress, »sundowning« symptoms, and cognitive decline in Alzheimer's disease. In: Journal of the American Geriatrics Society: JAGS; official journal 40 (8), S. 807–810.

García-Borreguero D, Allen R, Benes H, Earley C, Happe S, Högl B et al. (2007) Augmentation as a treatment complication of restless legs syndrome. Concept and management. In: Movement disorders: official journal of the Movement Disorder Society 22 Suppl 18, S. 476–84. DOI: 10.1002/mds.21610.

Garcia-Borreguero D, Ferini-Strambi L, Kohnen R, O'Keeffe S, Trenkwalder C, Högl B et al. (2012) European guidelines on management of restless legs syndrome. Report of a joint task force by the European Federation of Neurological Societies, the European Neurological Society and the European Sleep Research Society. In: European journal of neurology 19 (11), S. 1385–1396. DOI: 10.1111/j.1468-1331.2012.03853.x.

Garcia-Borreguero D, Patrick J, DuBrava S, Becker P, Lankford A, Chen C et al. (2014) Pregabalin versus pramipexole. Effects on sleep disturbance in restless legs syndrome. In: Sleep 37 (4), S. 635–643. DOI: 10.5665/sleep.3558.

Garcia-Borreguero D, Williams A (2014) An update on restless legs syndrome (Willis-Ekbom disease). Clinical features, pathogenesis and treatment. In: Current opinion in neurology 27 (4), S. 493–501. DOI: 10.1097/WCO.0000000000000117.

Gaugler J, Edwards A, Femia E, Zarit S, Stephens M, Townsend A, Greene R (2000) Predictors of institutionalization of cognitively impaired elders: family help and the timing of placement. In: The journals of gerontology. Series B, Psychological sciences and social sciences 55 (4), S. 55.

Gehrman P, Martin J, Shochat T, Nolan S, Corey-Bloom J, Ancoli-Israel S (2003) Sleep-disordered breathing and agitation in institutionalized adults with Alzheimer disease. In: The American journal of geriatric psychiatry: official journal of the American Association for Geriatric Psychiatry 11 (4), S. 426–433.

Geiger-Brown J, Rogers V, Liu W, Ludeman E, Downton K, Diaz-Abad M (2015) Cognitive behavioral therapy in persons with comorbid insomnia. A meta-analysis. In: Sleep medicine reviews 23, S. 54–67. DOI: 10.1016/j.smrv.2014.11.007.

Gellis L, Lichstein K (2009) Sleep hygiene practices of good and poor sleepers in the United States. An internet-based study. In: Behavior therapy 40 (1), S. 1–9. DOI: 10.1016/j.beth.2008.02.001.

Gilbert S, van den Heuvel C, Ferguson S, Dawson D (2004) Thermoregulation as a sleep signalling system. In: Sleep medicine reviews 8 (2), S. 81–93. DOI: 10.1016/S1087-0792(03)00023-6.

Giron M, Forsell Y, Bernsten C, Thorslund M, Winblad B, Fastbom J (2002) Sleep problems in a very old population. Drug use and clinical correlates. In: The journals of gerontology. Series A, Biological sciences and medical sciences 57 (4), M236–40.

Gitlin L, Kales H, Lyketsos C (2012) Nonpharmacologic management of behavioral symptoms in dementia. JAMA 308 (19), S. 2020–2029. DOI: 10.1001/jama.2012.36918.

Glass J, Lanctot K, Herrmann N, Sproule B, Busto U (2005) Sedative hypnotics in older people with insomnia: meta-analysis of risks and benefits. In: BMJ (Clinical research ed.) 331 (7526), S. 1169. DOI: 10.1136/bmj.38623.768588.47.

Glass J, Sproule B, Herrmann N, Streiner D, Busto U (2003) Acute pharmacological effects of temazepam, diphenhydramine, and valerian in healthy elderly subjects. In: Journal of clinical psychopharmacology 23 (3), S. 260–268. DOI: 10.1097/01.jcp.0000084033.22282.b6.

Glenville M, Broughton R (1978) Reliability of the Stanford Sleepiness Scale compared to short duration performance tests and the Wilkinson Auditory Vigilance Task. In: Advances in the biosciences 21, S. 235–244.

Gomm W, Holt K, Thomé F, Broich K, Maier W, Weckbecker K et al. (2016) Regular Benzodiazepine and Z-Substance Use and Risk of Dementia. An Analysis of German Claims Data. In: Journal of Alzheimer's disease: JAD 54 (2), S. 801–808. DOI: 10.3233/JAD-151006.

Gonçalves BS, Cavalcanti PR, Tavares GR, Campos TF, Araujo JF (2014) Nonparametric methods in actigraphy. An update. In: Sleep science (Sao Paulo, Brazil) 7 (3), S. 158–164. DOI: 10.1016/j.slsci.2014.09.013.

Goodman JD, Brodie C, Ayida GA (1988) Restless leg syndrome in pregnancy. In: BMJ (Clinical research ed.) 297 (6656), S. 1101–1102.

Greenblatt D, Harmatz J, Moltke L, Wright CE, Shader R (2004) Age and gender effects on the pharmacokinetics and pharmacodynamics of triazolam, a cytochrome P450 3A substrate. In: Clinical pharmacology and therapeutics 76 (5), S. 467–479. DOI: 10.1016/j.clpt.2004.07.009.

Greenblatt D, Shader R, Divoll M, Harmatz J (1984) Adverse reactions to triazolam, flurazepam, and placebo in controlled clinical trials. In: The Journal of clinical psychiatry 45 (5), S. 192–195.

Guarnieri B, Adorni F, Musicco M, Appollonio I, Bonanni E, Caffarra P et al. (2012) Prevalence of sleep disturbances in mild cognitive impairment and dementing disorders: a multicenter Italian clinical cross-sectional study on 431 patients. In: Dementia and geriatric cognitive disorders 33 (1), S. 50–58. DOI: 10.1159/000335363.

Guarnieri B, Cerroni G, Sorbi S (2015) Sleep disturbances and cognitive decline: recommendations on clinical assessment and the management. In: Archives italiennes de biologie 153 (2–3), S. 225–230. DOI: 10.12871/00039829 20152347.

Guarnieri B, Sorbi S (2015) Sleep and Cognitive Decline: A Strong Bidirectional Relationship. It Is Time for Specific Recommendations on Routine Assessment and the Management of Sleep Disorders in Patients with Mild Cognitive Impairment and Dementia. In: European neurology 74 (1–2), S. 43–48. DOI: 10.1159/000434629.

Haack M, Mullington J (2005) Sustained sleep restriction reduces emotional and physical well-being. In: Pain 119 (1–3), S. 56–64. DOI: 10.1016/j.pain.2005.09.011.

Hahn E, Wang H, Andel R, Fratiglioni L (2014) A change in sleep pattern may predict Alzheimer disease. In: The American journal of geriatric psychiatry: official journal of the American Association for Geriatric Psychiatry 22 (11), S. 1262–1271. DOI: 10.1016/j.jagp.2013.04.015.

Hajak G, Rodenbeck A, Voderholzer U, Riemann D, Cohrs S, Hohagen F et al. (2001) Doxepin in the treatment of primary insomnia. A placebo-controlled, double-blind, polysomnographic study. In: The Journal of clinical psychiatry 62 (6), S. 453–463.

Hanlon J, Semla T, Schmader K (2015) Alternative Medications for Medications in the Use of High-Risk Medications in the Elderly and Potentially Harmful Drug-Disease Interactions in the Elderly Quality Measures. In: Journal of the American Geriatrics Society 63 (12), S. e8-e18. DOI: 10.1111/jgs.13807.

Hannibal J, Hindersson P, Ostergaard J, Georg B, Heegaard S, Larsen P, Fahrenkrug J (2004) Melanopsin is expressed in PACAP-containing retinal ganglion cells of the human retinohypothalamic tract. In: Investigative ophthalmology & visual science 45 (11), S. 4202–4209. DOI: 10.1167/iovs.04-0313.

Haria M, Fitton A, McTavish D (1994) Trazodone. A review of its pharmacology, therapeutic use in depression and therapeutic potential in other disorders. In: Drugs & aging 4 (4), S. 331–355.

Harper DG, Stopa EG, McKee AC, Satlin A, Harlan PC, Goldstein R, Volicer L (2001) Differential circadian rhythm disturbances in men with Alzheimer disease and frontotemporal degeneration. In: Archives of general psychiatry 58 (4), S. 353–360.

He J, Hsuchou H, He Y, Kastin A, Wang Y, Pan W (2014) Sleep restriction impairs blood-brain barrier function. In: The Journal of neuroscience: the official journal of the Society for Neuroscience 34 (44), S. 14697–14706. DOI: 10.1523/JNEUROSCI.2111-14.2014.

Hening W (2004) The clinical neurophysiology of the restless legs syndrome and periodic limb movements. Part I. Diagnosis, assessment, and characterization. In: Clinical neurophysiology: official journal of the International Federation of Clinical Neurophysiology 115 (9), S. 1965–1974. DOI: 10.1016/j.clinph.2004.03.032.

Herring W, Connor K, Snyder E, Snavely D, Zhang Y, Hutzelmann J et al. (2017) Suvorexant in Elderly Patients with Insomnia. Pooled Analyses of Data from Phase III Randomized Controlled Clinical Trials. In: The American journal of geriatric psychiatry: official journal of the American Association for Geriatric Psychiatry 25 (7), S. 791–802. DOI: 10.1016/j.jagp.2017.03.004.

Hickman S, Barrick A, Williams C, Zimmerman S, Connell B, Preisser J et al. (2007) The effect of ambient bright light therapy on depressive symptoms in persons with dementia. In: Journal of the American Geriatrics Society 55 (11), S. 1817–1824. DOI: 10.1111/j.1532-5415.2007.01428.x.

Hillemacher T, Bleich S, Nowak M, Meyrer R (2006) Psychotic episode possibly induced by light therapy in a nondemented patient. In: The Journal of clinical psychiatry 67 (6), S. 997–998.

Hirota T, Fukada Y (2004) Resetting mechanism of central and peripheral circadian clocks in mammals. In: Zoological science 21 (4), S. 359–368. DOI: 10.2108/zsj.21.359.

Hita-Yanez E, Atienza M, Cantero J (2013) Polysomnographic and subjective sleep markers of mild cognitive impairment. In: Sleep 36 (9), S. 1327–1334. DOI: 10.5665/sleep.2956.

Hoch CC, Reynolds CF 3rd, Kupfer DJ, Houck PR, Berman SR, Stack JA (1986) Sleep-disordered breathing in normal and pathologic aging. In: The Journal of clinical psychiatry 47 (10), S. 499–503.

Hoch CC, Reynolds CF 3rd, Nebes RD, Kupfer DJ, Berman SR, Campbell D (1989) Clinical significance of sleep-disordered breathing in Alzheimer's disease. Preliminary data. In: Journal of the American Geriatrics Society 37 (2), S. 138–144.

Hoddes E, Zarcone V, Smythe H, Phillips R, Dement WC (1973) Quantification of sleepiness. A new approach. In: Psychophysiology 10 (4), S. 431–436.

Hoffmann F (2013) Perceptions of German GPs on benefits and risks of benzodiazepines and Z-drugs. In: Schweizerische medizinische Wochenschrift 143, S. w13745. DOI: 10.4414/smw.2013.13745.

Holt S, Schmiedl S, Thurmann P (2010) Potentially inappropriate medications in the elderly: the PRISCUS list. In: Deutsches Arzteblatt international 107 (31–32), S. 543–551. DOI: 10.3238/arztebl.2010.0543.

Holzbach R, Martens M, Kalke J, Raschke P (2010) Medication dependency and physician's role. In: Bundesgesundheitsblatt, Gesundheitsforschung, Gesundheitsschutz 53 (4), S. 319–325.

Homma Y, Yamaguchi O, Kageyama S, Nishizawa O, Yoshida M, Kawabe K (2000) Nocturia in the adult. Classification on the basis of largest voided volume and nocturnal urine production. In: The Journal of urology 163 (3), S. 777–781.

Hornyak M, Scholz H, Kohnen R, Bengel J, Kassubek J, Trenkwalder C (2014) What treatment works best for restless legs syndrome? Meta-analyses of dopaminergic and non-dopaminergic medications. In: Sleep medicine reviews 18 (2), S. 153–164. DOI: 10.1016/j.smrv.2013.03.004.

Hornyak M, Voderholzer U, Hohagen F, Berger M, Riemann D (1998) Magnesium therapy for periodic leg movements-related insomnia and restless legs syndrome. An open pilot study. In: Sleep 21 (5), S. 501–505.

Huang Y, Potter R, Sigurdson W, Kasten T, Connors R, Morris J et al. (2012a) β-amyloid dynamics in human plasma. In: Archives of neurology 69 (12), S. 1591–1597. DOI: 10.1001/archneurol.2012.18107.

Huang Y, Potter R, Sigurdson W, Santacruz A, Shih S, Ju Y et al. (2012b) Effects of age and amyloid deposition on Abeta dynamics in the human central nervous system. In: Archives of neurology 69 (1), S. 51–58. DOI: 10.1001/archneurol.2011.235.

Hubner R, van Haselen R, Klein P (2009) Effectiveness of the homeopathic preparation Neurexan compared with that of commonly used valerian-based preparations for the treatment of nervousness/restlessness – an observational study. In: TheScientificWorldJournal 9, S. 733–745. DOI: 10.1100/tsw.2009.95.

Iliff J, Wang M, Liao Y, Plogg B, Peng W, Gundersen G et al. (2012) A paravascular pathway facilitates CSF flow through the brain parenchyma and the clearance of interstitial solutes, including amyloid β. In: Science translational medicine 4 (147), 147ra111. DOI: 10.1126/scitranslmed.3003748.

Ito E, Inoue Y (2015) The International Classification of Sleep Disorders, third edition. American Academy of Sleep Medicine. Includes bibliographies and index. In: Nihon rinsho. Japanese journal of clinical medicine 73 (6), S. 916–923.

James S, Mendelson W (2004) The use of trazodone as a hypnotic. A critical review. In: The Journal of clinical psychiatry 65 (6), S. 752–755.

Janssen K, Phillipson S, O'Connor J, Johns M (2017) Validation of the Epworth Sleepiness Scale for Children and Adolescents using Rasch analysis. In: Sleep medicine 33, S. 30–35. DOI: 10.1016/j.sleep.2017.01.014.

Johns M (1991) A new method for measuring daytime sleepiness. The Epworth sleepiness scale. In: Sleep 14 (6), S. 540–545.

Johns M (1992) Reliability and factor analysis of the Epworth Sleepiness Scale. In: Sleep 15 (4), S. 376–381.

Johnson R, Moore R, Morin L (1988) Loss of entrainment and anatomical plasticity after lesions of the hamster retinohypothalamic tract. In: Brain research 460 (2), S. 297–313.

Jones B (1991) Paradoxical sleep and its chemical/structural substrates in the brain. In: Neuroscience 40 (3), S. 637–656.

Jones S, Tyrrell J, Wood A, Beaumont R, Ruth K, Tuke M et al. (2016) Genome-Wide Association Analyses in 128,266 Individuals Identifies New Morningness and Sleep Duration Loci. In: PLoS genetics 12 (8), S. e1006125. DOI: 10.1371/journal.pgen.1006125.

Joy M (1997) Clonazepam. Benzodiazepine therapy for the restless legs syndrome. In: ANNA journal 24 (6), S. 686–689.

Ju Y, Lucey B, Holtzman D (2014) Sleep and Alzheimer disease pathology–a bidirectional relationship. In: Nature reviews. Neurology 10 (2), S. 115–119. DOI: 10.1038/nrneurol.2013.269.

Ju Y, McLeland J, Toedebusch C, Xiong C, Fagan A, Duntley S et al. (2013) Sleep quality and preclinical Alzheimer disease. In: JAMA neurology 70 (5), S. 587–593. DOI: 10.1001/jamaneurol.2013.2334.

Kaida K, Takahashi M, Akerstedt T, Nakata A, Otsuka Y, Haratani T, Fukasawa K (2006a) Validation of the Karolinska sleepiness scale against performance and EEG variables. In: Clinical neurophysiology: official journal of the International Federation of Clinical Neurophysiology 117 (7), S. 1574–1581. DOI: 10.1016/j.clinph.2006.03.011.

Kaida K, Takahashi M, Haratani T, Otsuka Y, Fukasawa K, Nakata A (2006b) Indoor exposure to natural bright light prevents afternoon sleepiness. In: Sleep 29 (4), S. 462–469.

Kamel N, Gammack J (2006) Insomnia in the elderly. Cause, approach, and treatment. In: The American journal of medicine 119 (6), S. 463–469. DOI: 10.1016/j.amjmed.2005.10.051.

Kang D, Park S, Rhee C, Kim Y, Choi N, Lee J, Park B (2012) Zolpidem use and risk of fracture in elderly insomnia patients. In: Journal of preventive medicine and public health = Yebang Uihakhoe chi 45 (4), S. 219–226. DOI: 10.3961/jpmph.2012.45.4.219.

Kang J, Lim M, Bateman R, Lee J, Smyth L, Cirrito J et al. (2009) Amyloid-beta dynamics are regulated by orexin and the sleep-wake cycle. In: Science (New York, N.Y.) 326 (5955), S. 1005–1007. DOI: 10.1126/science.1180962.

Kansagara D, Wilt T, Starkey M, Qaseem A (2016) Management of Chronic Insomnia Disorder in Adults. In: Annals of internal medicine 165 (12), S. 892. DOI: 10.7326/L16-0542.

Kaufer D, Borson S, Kershaw P, Sadik K (2005) Reduction of caregiver burden in Alzheimer's disease by treatment with galantamine. In: CNS spectrums 10 (6), S. 481–488.

Kaynak H, Kaynak D, Gözükirmizi E, Guilleminault C (2004) The effects of trazodone on sleep in patients treated with stimulant antidepressants. In: Sleep medicine 5 (1), S. 15–20.

Kesselring A, Krulik T, Bichsel M, Minder C, Beck J, Stuck A (2001) Emotional and physical demands on caregivers in home care to the elderly in Switzerland and their relationship to nursing home admission. In: European journal of public health 11 (3), S. 267–273.

Khachiyants N, Trinkle D, Son S, Kim K (2011) Sundown syndrome in persons with dementia: an update. In: Psychiatry investigation 8 (4), S. 275–287. DOI: 10.4306/pi.2011.8.4.275.

Kielb S, Ancoli-Israel S, Rebok G, Spira A (2012) Cognition in obstructive sleep apnea-hypopnea syndrome (OSAS). Current clinical knowledge and the impact of treatment. In: Neuromolecular medicine 14 (3), S. 180–193. DOI: 10.1007/s12017-012-8182-1.

Kim BS, Jeon HJ, Hong JP, Bae JN, Lee JY, Chang SM et al. (2012) DSM-IV psychiatric comorbidity according to symptoms of insomnia. A nationwide sample of Korean adults. In: Social psychiatry and psychiatric epidemiology 47 (12), S. 2019–2033. DOI: 10.1007/s00127-012-0502-0.

Kim E, Baek J, Shin D, Park H, Lee Y, Park K et al. (2014) Correlation of sleep disturbance and cognitive impairment in patients with Parkinson's disease. In: Journal of movement disorders 7 (1), S. 13–18. DOI: 10.14802/jmd.14003.

Kitabayashi Y, Ueda H, Tsuchida H, Yamashita T, Narumoto J, Fukui K (2006) Donepezil-induced nightmares in mild cognitive impairment. In: Psychiatry and clinical neurosciences 60 (1), S. 123–124. DOI: 10.1111/j.1440-1819.2006. 01474.x.

Klein D, Steinberg M, Galik E, Steele C, Sheppard J et al. (1999) Wandering behaviour in community-residing persons with dementia. In: International journal of geriatric psychiatry 14 (4), S. 272–279.

Knopf H, Melchert H (2003) Bundes-Gesundheitssurvey. Arzneimittelgebrauch; Konsumverhalten in Deutschland. Berlin: Robert-Koch-Institut (Beiträge zur Gesundheitsberichterstattung des Bundes).

Kolla B, Mansukhani S, Mansukhani M (2016) Consumer sleep tracking devices. A review of mechanisms, validity and utility. In: Expert review of medical devices 13 (5), S. 497–506. DOI: 10.1586/17434440.2016.1171708.

Krystal A (2009) A compendium of placebo-controlled trials of the risks/benefits of pharmacological treatments for insomnia. The empirical basis for U.S. clinical practice. In: Sleep medicine reviews 13 (4), S. 265–274. DOI: 10.1016/j.smrv.2008.08.001.

Krystal A, Durrence H, Scharf M, Jochelson P, Rogowski R, Ludington E, Roth T (2010) Efficacy and Safety of Doxepin 1 mg and 3 mg in a 12-week Sleep Laboratory and Outpatient Trial of Elderly Subjects with Chronic Primary Insomnia. In: Sleep 33 (11), S. 1553–1561.

Kuhlmei A, Walther B, Becker T, Müller U, Nikolaus T (2013) Actigraphic daytime activity is reduced in patients with cognitive impairment and apathy. In: European psychiatry: the journal of the Association of European Psychiatrists 28 (2), S. 94–97. DOI: 10.1016/j.eurpsy.2011.04.006.

Kupfer D, Reynolds C (1997) Management of insomnia. In: The New England journal of medicine 336 (5), S. 341–346. DOI: 10.1056/NEJM199701303360506.

Kushida C (2007) Clinical presentation, diagnosis, and quality of life issues in restless legs syndrome. In: The American journal of medicine 120 (1 Suppl 1), S. 4–12. DOI: 10.1016/j.amjmed.2006.11.002.

Lader M (1998) Iatrogenic sedative dependence and abuse–have doctors learnt caution? In: Addiction (Abingdon, England) 93 (8), S. 1133–1135.

Lai M, Lin C, Lin C, Liu C, Li T, Kao C (2014) Long-term use of zolpidem increases the risk of major injury. A population-based cohort study. In: Mayo Clinic proceedings 89 (5), S. 589–594. DOI: 10.1016/j.mayocp.2014.01.021.

Lai S, Lin C, Liao K (2015) Increased relative risk of acute pancreatitis in zolpidem users. In: Psychopharmacology 232 (12), S. 2043–2048. DOI: 10.1007/s00213-014-3833-6.

Lal C, Strange C, Bachman D (2012) Neurocognitive impairment in obstructive sleep apnea. In: Chest 141 (6), S. 1601–1610. DOI: 10.1378/chest.11-2214.

Laugsand L, Strand L, Platou C, Vatten L, Janszky I (2014) Insomnia and the risk of incident heart failure. A population study. In: European heart journal 35 (21), S. 1382–1393. DOI: 10.1093/eurheartj/eht019.

Laugsand L, Vatten L, Platou C, Janszky I (2011) Insomnia and the risk of acute myocardial infarction. A population study. In: Circulation 124 (19), S. 2073–2081. DOI: 10.1161/CIRCULATIONAHA.111.025858.

Lee D, Thomas A (2011) Sleep in dementia and caregiving – assessment and treatment implications. A review. In: International psychogeriatrics 23 (2), S. 190–201.

Lee K (2016) The need for longitudinal research on chronic pain and sleep disturbance. In: Sleep medicine reviews 26, S. 108–110. DOI: 10.1016/j.smrv.2015.10.006.

Lee M, Hassani O, Jones B (2005) Discharge of identified orexin/hypocretin neurons across the sleep-waking cycle. In: The Journal of neuroscience: the official journal of the Society for Neuroscience 25 (28), S. 6716–6720. DOI: 10.1523/JNEUROSCI.1887-05.2005.

Li H, Gu N, Zhang H, Wang G, Tan Q, Yang F et al. (2016) Efficacy and safety of quetiapine extended release monotherapy in bipolar depression: a multicenter, randomized, double-blind, placebo-controlled trial. In: Psychopharmacology 233 (7), S. 1289–1297. DOI: 10.1007/s00213-016-4215-z.

Li M, Zhang XW, Hou WS, Tang ZY (2014) Insomnia and risk of cardiovascular disease. A meta-analysis of cohort studies. In: International journal of cardiology 176 (3), S. 1044–1047. DOI: 10.1016/j.ijcard.2014.07.284.

Liao W (2002) Effects of passive body heating on body temperature and sleep regulation in the elderly. A systematic review. In: 39: 39 (8), S. 803–810.

Lichstein K, Riedel B, Wilson N, Lester K, Aguillard R (2001) Relaxation and sleep compression for late-life insomnia. A placebo-controlled trial. In: Journal of consulting and clinical psychology 69 (2), S. 227–239.

Lichstein K, Wilson N, Johnson C (2000) Psychological treatment of secondary insomnia. In: Psychology and aging 15 (2), S. 232–240.

Lim A, Ellison B, Wang J, Yu L, Schneider J, Buchman A et al. (2014) Sleep is related to neuron numbers in the ventrolateral preoptic/intermediate nucleus in older adults with and without Alzheimer's disease. In: Brain: a journal of neurology 137 (Pt 10), S. 2847–2861. DOI: 10.1093/brain/awu222.

Lim A, Kowgier M, Yu L, Buchman A, Bennett D (2013a) Sleep Fragmentation and the Risk of Incident Alzheimer's Disease and Cognitive Decline in Older Persons. In: Sleep 36 (7), S. 1027–1032. DOI: 10.5665/sleep.2802.

Lim A, Yu L, Costa M, Leurgans S, Buchman A, Bennett D, Saper C (2012) Increased fragmentation of rest-activity patterns is associated with a characteristic pattern of cognitive impairment in older individuals. In: Sleep 35 (5), 633-40B. DOI: 10.5665/sleep.1820.

Lim A, Yu L, Kowgier M, Schneider J, Buchman A, Bennett D (2013b) Modification of the relationship of the apolipoprotein E epsilon4 allele to the risk of Alzheimer disease and neurofibrillary tangle density by sleep. In: JAMA neurology 70 (12), S. 1544–1551. DOI: 10.1001/jamaneurol.2013.4215.

Lin FY, Chen PC, Liao CH, Hsieh YW, Sung FC (2014) Retrospective population cohort study on hip fracture risk associated with zolpidem medication. In: Sleep 37 (4), S. 673–679. DOI: 10.5665/sleep.3566.

Lin L, Huang Q, Yang S, Chu J, Wang J, Tian Q (2013) Melatonin in Alzheimer's disease. In: International journal of molecular sciences 14 (7), S. 14575–14593. DOI: 10.3390/ijms140714575.

Lin M, Beal M (2006a) Alzheimer's APP mangles mitochondria. In: Nature medicine 12 (11), S. 1241–1243. DOI: 10.1038/nm1106-1241.
Lin M, Beal M (2006b) Mitochondrial dysfunction and oxidative stress in neurodegenerative diseases. In: Nature 443 (7113), S. 787–795. DOI: 10.1038/nature05292.
Lippmann S, Mazour I, Shahab H (2001) Insomnia: therapeutic approach. In: Southern medical journal 94 (9), S. 866–873.
Littner M, Hirshkowitz M, Kramer M, Kapen S, Anderson WM, Bailey D et al. (2003) Practice parameters for using polysomnography to evaluate insomnia. An update. In: Sleep 26 (6), S. 754–760.
Liu G, Wu L, Lin Wang S, Xu L, Ying Chang L, Fu Wang Y (2016) Efficacy of Pramipexole for the Treatment of Primary Restless Leg Syndrome. A Systematic Review and Meta-analysis of Randomized Clinical Trials. In: Clinical therapeutics 38 (1), 162–179.e6. DOI: 10.1016/j.clinthera.2015.10.010.
Liu R, Zhou J, Hoogendijk W, van Heerikhuize J, Kamphorst W, Unmehopa U et al. (2000) Decreased vasopressin gene expression in the biological clock of Alzheimer disease patients with and without depression. In: Journal of neuropathology and experimental neurology 59 (4), S. 314–322.
Locklear J, Svedsäter H, Datto C, Endicott J (2013) Effects of once-daily extended release quetiapine fumarate (quetiapine XR) on quality of life and sleep in elderly patients with major depressive disorder. In: Journal of affective disorders 149 (1–3), S. 189–195. DOI: 10.1016/j.jad.2013.01.021.
Lockley S, Brainard G, Czeisler C (2003) High sensitivity of the human circadian melatonin rhythm to resetting by short wavelength light. In: The Journal of clinical endocrinology and metabolism 88 (9), S. 4502–4505. DOI: 10.1210/jc.2003-030570.
Loiodice S, Winlow P, Dremier S, Hanon E, Dardou D, Ouachikh O et al. (2017) Pramipexole induced place preference after L-dopa therapy and nigral dopaminergic loss. Linking behavior to transcriptional modifications. In: Psychopharmacology 234 (1), S. 15–27. DOI: 10.1007/s00213-016-4430-7.
Lu J, Bjorkum A, Xu M, Gaus S, Shiromani P, Saper C (2002) Selective activation of the extended ventrolateral preoptic nucleus during rapid eye movement sleep. In: The Journal of neuroscience: the official journal of the Society for Neuroscience 22 (11), S. 4568–4576.
Lu J, Greco M, Shiromani P, Saper C (2000) Effect of lesions of the ventrolateral preoptic nucleus on NREM and REM sleep. In: The Journal of neuroscience: the official journal of the Society for Neuroscience 20 (10), S. 3830–3842.
Lu J, Zhang Y, Chou T, Gaus S, Elmquist J, Shiromani P, Saper C (2001) Contrasting effects of ibotenate lesions of the paraventricular nucleus and subparaventricular zone on sleep-wake cycle and temperature regulation. In: The Journal of neuroscience: the official journal of the Society for Neuroscience 21 (13), S. 4864–4874.
Lyketsos C, Lindell Veiel L, Baker A, Steele C (1999) A randomized, controlled trial of bright light therapy for agitated behaviors in dementia patients resi-

ding in long-term care. In: International journal of geriatric psychiatry 14 (7), S. 520–525.
Lynch C, Walsh C, Blanco A, Moran M, Coen R, Walsh J, Lawlor B (2006) The clinical dementia rating sum of box score in mild dementia. In: Dementia and geriatric cognitive disorders 21 (1), S. 40–43. DOI: 10.1159/000089218.
MacFarlane J, Morin C, Montplaisir J (2014) Hypnotics in insomnia. The experience of zolpidem. In: Clinical therapeutics 36 (11), S. 1676–1701. DOI: 10.1016/j.clinthera.2014.09.017.
Mahoney J, Webb M, Gray S (2004) Zolpidem prescribing and adverse drug reactions in hospitalized general medicine patients at a Veterans Affairs hospital. In: The American journal of geriatric pharmacotherapy 2 (1), S. 66–74.
Mander B, Marks S, Vogel J, Rao V, Lu B, Saletin J et al. (2015) β-amyloid disrupts human NREM slow waves and related hippocampus-dependent memory consolidation. In: Nature neuroscience 18 (7), S. 1051–1057. DOI: 10.1038/nn.4035.
Marchand D, Montplaisir J, Postuma R, Rahayel S, Gagnon J (2016) Detecting the cognitive prodrome of dementia with Lewy bodies: A prospective study of REM sleep behavior disorder. In: Sleep.
Martin J, Marler M, Shochat T, Ancoli-Israel S (2000) Circadian rhythms of agitation in institutionalized patients with Alzheimer's disease. In: Chronobiology international 17 (3), S. 405–418.
Martin J, Webber A, Alam T, Harker J, Josephson K, Alessi C (2006) Daytime sleeping, sleep disturbance, and circadian rhythms in the nursing home. In: The American Journal of Geriatric Psychiatry 14 (2), S. 121–129. DOI: 10.1097/01.JGP.0000192483.35555.a3.
Martin M, Sforza E, Crawford-Achour E, Pascal L, Lienard G et al. (2016a) Sleep breathing disorders and cognitive decline in healthy elderly followed for eight years: The PROOF cohort. In: Annals of physical and rehabilitation medicine 59S, S. e99. DOI: 10.1016/j.rehab.2016.07.221.
Martin M, Sforza E, Roche F, Barthelemy J, Thomas-Anterion C (2015) Sleep breathing disorders and cognitive function in the elderly: an 8-year follow-up study. the proof-synapse cohort. In: Sleep 38 (2), S. 179–187. DOI: 10.5665/sleep.4392.
Martin S, Appleton S, Adams R, Taylor A, Catcheside P, Vakulin A et al. (2016b) Nocturia, Other Lower Urinary Tract Symptoms and Sleep Dysfunction in a Community-Dwelling Cohort of Men. In: Urology. DOI: 10.1016/j.urology.2016.06.022.
Mashiko H, Niwa S, Kumashiro H, Kaneko Y, Suzuki S, Numata Y et al. (1999) Effect of trazodone in a single dose before bedtime for sleep disorders accompanied by a depressive state. Dose-finding study with no concomitant use of hypnotic agent. In: Psychiatry and clinical neurosciences 53 (2), S. 193–194. DOI: 10.1046/j.1440-1819.1999.00532.x.
Maust D, Kim H, Seyfried L, Chiang C, Kavanagh J, Schneider L, Kales H (2015) Antipsychotics, other psychotropics, and the risk of death in patients with de-

mentia: number needed to harm. In: JAMA psychiatry 72 (5), S. 438–445. DOI: 10.1001/jamapsychiatry.2014.3018.

Mayer G, Arzt M, Braumann B, Ficker J, Fietze I et al. (2017) et al S3-Leitlinie Nicht erholsamer Schlaf/ Schlafstörungen – Kapitel »Schlafbezogene Atmungsstörungen. Somnologie 20 (Suppl s2): 97–180 DOI 10.1007/s11818-016-0093-1.

McCall V (2005) Diagnosis and management of insomnia in older people. In: Journal of the American Geriatrics Society: JAGS; official journal 53 (7), S. 272–277.

McCall W (2004) Sleep in the Elderly. Burden, Diagnosis, and Treatment. In: Primary care companion to the Journal of clinical psychiatry 6 (1), S. 9–20.

McCall W, Erman M, Krystal A, Rosenberg R, Scharf M, Zammit G, Wessel T (2006) A polysomnography study of eszopiclone in elderly patients with insomnia. In: Current medical research and opinion 22 (9), S. 1633–1642. DOI: 10.1185/030079906X112741.

McCleery J, Cohen D, Sharpley A (2014) Pharmacotherapies for sleep disturbances in Alzheimer's disease. In: The Cochrane database of systematic reviews 3, S. CD009178. DOI: 10.1002/14651858.CD009178.pub2.

McCurry S, LaFazia D, Pike K, Logsdon R, Teri L (2012) Development and evaluation of a sleep education program for older adults with dementia living in adult family homes. In: The American journal of geriatric psychiatry: official journal of the American Association for Geriatric Psychiatry 20 (6), S. 494–504. DOI: 10.1097/JGP.0b013e318248ae79.

McCurry S, Logsdon R, Teri L, Gibbons L, Kukull W, Bowen J et al. (1999) Characteristics of sleep disturbance in community-dwelling Alzheimer's disease patients. In: Journal of geriatric psychiatry and neurology 12 (2), S. 53–59.

McCurry S, Pike K, Vitiello M, Logsdon R, Larson E, Teri L (2011) Increasing walking and bright light exposure to improve sleep in community-dwelling persons with Alzheimer's disease: results of a randomized, controlled trial. In: Journal of the American Geriatrics Society 59 (8), S. 1393–1402. DOI: 10.1111/j.1532-5415.2011.03519.x.

Melin A, Wilske J, Ringertz H, Sääf M (2001) Seasonal variations in serum levels of 25-hydroxyvitamin D and parathyroid hormone but no detectable change in femoral neck bone density in an older population with regular outdoor exposure. In: Journal of the American Geriatrics Society 49 (9), S. 1190–1196.

Merskey H (Hrsg.) (1994) Classification of chronic pain. Descriptions of chronic pain syndromes and definitions of pain terms. International Association for the Study of Pain. 2. ed. Seattle: IASP Press.

Miranda LF, Gomes KB, Silveira JN, Pianetti GA, Byrro RM, Peles PR et al. (2015) Predictive factors of clinical response to cholinesterase inhibitors in mild and moderate Alzheimer's disease and mixed dementia: a one-year naturalistic study. In: Journal of Alzheimer's disease: JAD 45 (2), S. 609–620. DOI: 10.3233/JAD-142148.

Mishima K, Hishikawa Y, Okawa M (1998) Randomized, dim light controlled, crossover test of morning bright light therapy for rest-activity rhythm disorders in patients with vascular dementia and dementia of Alzheimer's type. In: Chronobiology international 15 (6), S. 647–654.

Mishima Y, Hozumi S, Shimizu T, Hishikawa Y, Mishima K (2005) Passive body heating ameliorates sleep disturbances in patients with vascular dementia without circadian phase-shifting. In: The American journal of geriatric psychiatry: official journal of the American Association for Geriatric Psychiatry 13 (5), S. 369–376. DOI: 10.1176/appi.ajgp.13.5.369.

Mizuno S, Kameda A, Inagaki T, Horiguchi J (2004) Effects of donepezil on Alzheimer's disease: the relationship between cognitive function and rapid eye movement sleep. In: Psychiatry and clinical neurosciences 58 (6), S. 660–665. DOI: 10.1111/j.1440-1819.2004.01317.x.

Moloney M, Konrad T, Zimmer C (2011) The medicalization of sleeplessness. A public health concern. In: American journal of public health 101 (8), S. 1429–1433. DOI: 10.2105/AJPH.2010.300014.

Moltke L, Weemhoff J, Bedir E, Khan I, Harmatz J, Goldman P, Greenblatt D (2004) Inhibition of human cytochromes P450 by components of Ginkgo biloba. In: The Journal of pharmacy and pharmacology 56 (8), S. 1039–1044. DOI: 10.1211/0022357044021.

Montgomery SA (1995) Safety of mirtazapine. A review. In: International clinical psychopharmacology 10 Suppl 4, S. 37–45.

Montplaisir J, Lorrain D, Godbout R (1991) Restless legs syndrome and periodic leg movements in sleep. The primary role of dopaminergic mechanism. In: European neurology 31 (1), S. 41–43. DOI: 10.1159/000116643.

Moon C, Yoon JY, Bratzke LC (2016) The Role of Heart Failure, Daytime Sleepiness, and Disturbed Sleep on Cognition. In: West J Nurs Res, S. 0193945916675587. DOI: 10.1177/0193945916675587.

Moraes W, Poyares D, Guilleminault C, Ramos L, Bertolucci P, Tufik S (2006) The effect of donepezil on sleep and REM sleep EEG in patients with Alzheimer disease: a double-blind placebo-controlled study. In: Sleep 29 (2), S. 199–205.

Moraes W, Poyares D, Sukys-Claudino L, Guilleminault C, Tufik S (2008) Donepezil improves obstructive sleep apnea in Alzheimer disease: a double-blind, placebo-controlled study. In: Chest 133 (3), S. 677–683. DOI: 10.1378/chest.07-1446.

Moran M, Lynch CA, Walsh C, Coen R, Coakley D, Lawlor BA (2005) Sleep disturbance in mild to moderate Alzheimer's disease. In: Sleep medicine 6 (4), S. 347–352. DOI: 10.1016/j.sleep.2004.12.005.

Moran M, Walsh C, Lynch A, Coen RF, Coakley D, Lawlor B (2004) Syndromes of behavioural and psychological symptoms in mild Alzheimer's disease. In: International journal of geriatric psychiatry 19 (4), S. 359–364. DOI: 10.1002/gps.1091.

Morgenthaler T, Alessi C, Friedman L, Owens J, Kapur V, Boehlecke B et al. (2007) Practice parameters for the use of actigraphy in the assessment of sleep and sleep disorders. An update for 2007. In: Sleep 30 (4), S. 519–529.

Morin C, Benca R (2012) Chronic insomnia. Lancet 379:1129–1141.
Morin C, Bootzin R, Buysse D, Edinger J, Espie C, Lichstein K (2006b) Psychological and behavioral treatment of insomnia:update of the recent evidence (1998–2004). In: Sleep 29 (11), S. 1398–1414.
Morin C, LeBlanc M, Daley M, Gregoire JP, Mérette C (2006a) Epidemiology of insomnia. Prevalence, self-help treatments, consultations, and determinants of help-seeking behaviors. In: Sleep medicine 7 (2), S. 123–130. DOI: 10.1016/j.sleep.2005.08.008.
Morin C, Stone J, Trinkle D, Mercer J, Remsberg S (1993) Dysfunctional beliefs and attitudes about sleep among older adults with and without insomnia complaints. In: Psychology and aging 8 (3), S. 463–467.
Morita T, Tokura H (1998) The influence of different wavelengths of light on human biological rhythms. In: Applied human science: journal of physiological anthropology 17 (3), S. 91–96.
Morita T, Tokura H, Wakamura T, Park SJ, Teramoto Y (1997) Effects of the morning irradiation of light with different wavelengths on the behavior of core temperature and melatonin in humans. In: Applied human science: journal of physiological anthropology 16 (3), S. 103–105.
Mork P, Vik K, Moe B, Lier R, Bardal E, Nilsen T (2014) Sleep problems, exercise and obesity and risk of chronic musculoskeletal pain. The Norwegian HUNT study. In: European journal of public health 24 (6), S. 924–929. DOI: 10.1093/eurpub/ckt198.
Mulier J (2016) Perioperative opioids aggravate obstructive breathing in sleep apnea syndrome. Mechanisms and alternative anesthesia strategies. In: Current opinion in anaesthesiology 29 (1), S. 129–133. DOI: 10.1097/ACO.0000000000000281.
Muller-Oerlinghausen B (1986) Prescription and misuse of benzodiazepines in the Federal Republic of Germany. In: Pharmacopsychiatry 19 (1), S. 8–13. DOI: 10.1055/s-2007-1017140.
Murphy PJ, Campbell SS (1996) Enhanced performance in elderly subjects following bright light treatment of sleep maintenance insomnia. In: Journal of sleep research 5 (3), S. 165–172.
Naharci M, Ozturk A, Yasar H, Cintosun U, Kocak N, Bozoglu E et al. (2015) Galantamine improves sleep quality in patients with dementia. In: Acta neurologica Belgica 115 (4), S. 563–568. DOI: 10.1007/s13760-015-0453-9.
Netzer N, Ancoli-Israel S, Bliwise D, Fulda S, Roffe C, Almeida F et al. (2016) Principles of practice parameters for the treatment of sleep disordered breathing in the elderly and frail elderly. The consensus of the International Geriatric Sleep Medicine Task Force. In: The European respiratory journal 48 (4), S. 992–1018. DOI: 10.1183/13993003.01975-2015.
Nowak L, Davis J (2011) Qualitative analysis of therapeutic light effects on global function in Alzheimer's disease. In: West J Nurs Res 33 (7), S. 933–952. DOI: 10.1177/0193945910386248.

Obermeyer B (1999) Effects of drugs on sleep. In: Otolaryngologic clinics of North America 32 (2), S. 289–302.

Oelke M, van Kerrebroeck P (2012) Definitions and standardization of terminology in nocturia. In: Current aspects on diagnosis and treatment of nocturia. Bremen [u. a.]: UNI-MED-Verl., S. 13–16.

Ohayon M (2004) Sleep and the elderly. In: Journal of psychosomatic research 56 (5), S. 463–464. DOI: 10.1016/j.jpsychores.2004.03.001.

Ohayon M, Carskadon M, Guilleminault C, Vitiello M (2004) Meta-analysis of quantitative sleep parameters from childhood to old age in healthy individuals: developing normative sleep values across the human lifespan. In: Sleep 27 (7), S. 1255–1273.

O'Keeffe ST, Gavin K, Lavan JN (1994) Iron status and restless legs syndrome in the elderly. In: Age and ageing 23 (3), S. 200–203.

Onen F, Moreau T, Gooneratne N, Petit C, Falissard B, Onen S (2013) Limits of the Epworth Sleepiness Scale in older adults. In: Sleep & breathing = Schlaf & Atmung 17 (1), S. 343–350. DOI: 10.1007/s11325-012-0700-8.

Ooms S, Overeem S, Besse K, Rikkert M, Verbeek M, Claassen J (2014) Effect of 1 night of total sleep deprivation on cerebrospinal fluid β-amyloid 42 in healthy middle-aged men. A randomized clinical trial. In: JAMA neurology 71 (8), S. 971–977. DOI: 10.1001/jamaneurol.2014.1173.

Osorio R, Pirraglia E, Agüera-Ortiz L, During E, Sacks H, Ayappa I et al. (2011) Greater risk of Alzheimer's disease in older adults with insomnia. In: Journal of the American Geriatrics Society 59 (3), S. 559–562. DOI: 10.1111/j.1532-5415.2010.03288.x.

Oswald I (1959) Sudden bodily jerks on falling asleep. In: Brain: a journal of neurology 82 (1), S. 92–103.

Ouslander J, Connell B, Bliwise D, Endeshaw Y, Griffiths P, Schnelle J (2006) A nonpharmacological intervention to improve sleep in nursing home patients: results of a controlled clinical trial. In: Journal of the American Geriatrics Society 54 (1), S. 38–47. DOI: 10.1111/j.1532-5415.2005.00562.x.

Palazidou E, Papadopoulos A, Ratcliff H, Dawling S, Checkley SA (1992) Noradrenaline uptake inhibition increases melatonin secretion, a measure of noradrenergic neurotransmission, in depressed patients. In: Psychological medicine 22 (2), S. 309–315.

Pallesen S, Nordhus IH, Nielsen GH, Havik OE, Kvale G, Johnsen BH, Skjøtskift S (2001) Prevalence of insomnia in the adult Norwegian population. In: Sleep 24 (7), S. 771–779.

Passarella S, Duong M (2008) Diagnosis and treatment of insomnia. In: American journal of health-system pharmacy: AJHP: official journal of the American Society of Health-System Pharmacists 65 (10), S. 927–934. DOI: 10.2146/ajhp060640.

Passos G, Poyares D, Santana M, Teixeira A, Lira F, Youngstedt S et al. (2014) Exercise improves immune function, antidepressive response, and sleep quali-

ty in patients with chronic primary insomnia. In: BioMed research international 2014, S. 498961. DOI: 10.1155/2014/498961.
Patel S, Hu F (2008) Short sleep duration and weight gain. A systematic review. In: Obesity (Silver Spring, Md.) 16 (3), S. 643–653. DOI: 10.1038/oby.2007.118.
Patel S, Malhotra A, White D, Gottlieb D, Hu F (2006) Association between reduced sleep and weight gain in women. In: American journal of epidemiology 164 (10), S. 947–954. DOI: 10.1093/aje/kwj280.
Penninkilampi R, Eslick G (2018) A Systematic Review and Meta-Analysis of the Risk of Dementia Associated with Benzodiazepine Use, After Controlling for Protopathic Bias. In: CNS drugs. DOI: 10.1007/s40263-018-0535-3.
Peter-Derex L, Yammine P, Bastuji H, Croisile B (2015) Sleep and Alzheimer's disease. In: Sleep medicine reviews 19, S. 29–38. DOI: 10.1016/j.smrv.2014.03.007.
Petit D, Gagnon J, Fantini M, Ferini-Strambi L, Montplaisir J (2004) Sleep and quantitative EEG in neurodegenerative disorders. In: Journal of psychosomatic research 56 (5), S. 487–496. DOI: 10.1016/j.jpsychores.2004.02.001.
Peyron C, Kilduff T (2017) Mapping the Hypocretin/Orexin Neuronal System. An Unexpectedly Productive Journey. In: The Journal of neuroscience: the official journal of the Society for Neuroscience 37 (9), S. 2268–2272. DOI: 10.1523/JNEUROSCI.1708-16.2016.
Peyron C, Tighe D, van den Pol A, de Lecea L, Heller H, Sutcliffe J, Kilduff T (1998) Neurons containing hypocretin (orexin) project to multiple neuronal systems. In: The Journal of neuroscience: the official journal of the Society for Neuroscience 18 (23), S. 9996–10015.
Pillai J, Leverenz J (2017) Sleep and Neurodegeneration. A Critical Appraisal. In: Chest 151 (6), S. 1375–1386. DOI: 10.1016/j.chest.2017.01.002.
Pilon M, Poulin S, Fortin M, Houde M, Verret L, Bouchard R, Laforce R (2016) Differences in Rate of Cognitive Decline and Caregiver Burden between Alzheimer's Disease and Vascular Dementia: a Retrospective Study. In: Neurology (E-Cronicon) 2 (6), S. 278–286.
Pistacchi M, Gioulis M, Contin F, Sanson F, Marsala S (2014) Sleep disturbance and cognitive disorder: epidemiological analysis in a cohort of 263 patients. In: Neurological sciences: official journal of the Italian Neurological Society and of the Italian Society of Clinical Neurophysiology 35 (12), S. 1955–1962. DOI: 10.1007/s10072-014-1870-x.
Pizza F, Antelmi E, Vandi S, Meletti S, Erro R, Baumann C et al. (2018) The Distinguishing Motor Features of Cataplexy. A Study from Video Recorded Attacks. In: Sleep. DOI: 10.1093/sleep/zsy026.
Porter V, Buxton W, Avidan A (2015) Sleep, Cognition and Dementia. In: Current psychiatry reports 17 (12), S. 97. DOI: 10.1007/s11920-015-0631-8.
Poser W, Böning J, Holzbach R, Schmidt LG (2006) Medikamentenabhängigkeit (Sedativa, Hypnotika, Analgetika, Psychostimulanzien). In: Schmidt LG, Gast-

par M, Falkai P, Gabel W (eds): Evidenzbasierte Suchtmedizin. Köln: Deutscher Ärzteverlag 2006; 271–307, S. 271–307.

Potvin O, Lorrain D, Forget H, Dubé M, Grenier S, Préville M, Hudon C (2012) Sleep quality and 1-year incident cognitive impairment in community-dwelling older adults. In: Sleep 35 (4), S. 491–499. DOI: 10.5665/sleep.1732.

Preedy V, Patel V, Le L (2013) Handbook of nutrition, diet and sleep. Wageningen: Wageningen Academic Publishers; Imprint: Wageningen Academic Publishers (Human Health Handbooks, 3).

Prinz PN, Peskind ER, Vitaliano PP, Raskind MA, Eisdorfer C, Zemcuznikov N, Gerber CJ (1982) Changes in the sleep and waking EEGs of nondemented and demented elderly subjects. In: Journal of the American Geriatrics Society 30 (2), S. 86–93.

Quach L, Yang F, Berry S, Newton E, Jones R, Burr J, Lipsitz L (2013) Depression, antidepressants, and falls among community-dwelling elderly people. The MOBILIZE Boston study. In: The journals of gerontology. Series A, Biological sciences and medical sciences 68 (12), S. 1575–1581. DOI: 10.1093/gerona/glt084.

Raji M, Brady S (2001) Mirtazapine for treatment of depression and comorbidities in Alzheimer disease. In: The Annals of pharmacotherapy 35 (9), S. 1024–1027. DOI: 10.1345/aph.10371.

Rao V, Spiro J, Samus Q, Rosenblatt A, Steele C, Baker A et al. (2005) Sleep disturbances in the elderly residing in assisted living: findings from the Maryland Assisted Living Study. In: International journal of geriatric psychiatry 20 (10), S. 956–966. DOI: 10.1002/gps.1380.

Rappa L, Larose-Pierre M, Payne D, Eraikhuemen N, Lanes D, Kearson M (2004) Detoxification from high-dose zolpidem using diazepam. In: The Annals of pharmacotherapy 38 (4), S. 590–594. DOI: 10.1345/aph.1D339.

Rauchs G, Piolino P, Bertran F, La Sayette V, Viader F, Eustache F, Desgranges B (2013) Retrieval of Recent Autobiographical Memories is Associated with Slow-Wave Sleep in Early AD. In: Frontiers in behavioral neuroscience 7, S. 114. DOI: 10.3389/fnbeh.2013.00114.

Rauchs G, Schabus M, Parapatics S, Bertran F, Clochon P, Hot P et al. (2008) Is there a link between sleep changes and memory in Alzheimer's disease? In: Neuroreport 19 (11), S. 1159–1162. DOI: 10.1097/WNR.0b013e32830867c4.

Reichert C, Maire M, Schmidt C, Cajochen C (2016) Sleep-Wake Regulation and Its Impact on Working Memory Performance. The Role of Adenosine. In: Biology 5 (1). DOI: 10.3390/biology5010011.

Reinbold H, Assion H (2009) Psychogenicum. Biochemie der Psychopharmaka. Differenzierter Umgang mit Antipsychotika. Geschlechtsspezifische Besonderheiten in der Psychopharmakotherapie. 6., vollständig überarbeitete Auflage. Dortmund: PsychoGen-Verlag.

Reppert S, Weaver D (2002) Coordination of circadian timing in mammals. In: Nature 418 (6901), S. 935–941. DOI: 10.1038/nature00965.

Reynolds CF 3rd, Kupfer D, Hoch C, Houck P, Stack J, Berman S et al. (1987) Sleep deprivation as a probe in the elderly. In: Archives of general psychiatry 44 (11), S. 982–990.

Reynolds CF 3rd, Kupfer D, Sewitch D (1984) Diagnosis and management of sleep disorders in the elderly. In: Hospital & community psychiatry 35 (8), S. 779–781.

Reynolds CF 3rd, Kupfer D, Taska L, Hoch C, Sewitch D, Restifo K et al. (1985) Sleep apnea in Alzheimer's dementia: correlation with mental deterioration. In: The Journal of clinical psychiatry 46 (7), S. 257–261.

Reynolds CF 3rd, Kupfer D, Taska L, Hoch C, Sewitch D, Spiker D (1985) Sleep of Healthy Seniors: A Revisit. Sleep, 8(1): 20–29.

Richards K, Shue V, Beck C, Lambert C, Bliwise D (2010) Restless legs syndrome risk factors, behaviors, and diagnoses in persons with early to moderate dementia and sleep disturbance. In: Behavioral sleep medicine 8 (1), S. 48–61. DOI: 10.1080/15402000903425769.

Riedel B, Lichstein K, Peterson BA, Epperson MT, Means MK, Aguillard RN (1998) A comparison of the efficacy of stimulus control for medicated and nonmedicated insomniacs. In: Behavior modification 22 (1), S. 3–28. DOI: 10.1177/01454455980221001.

Riemann D, Baum E, Cohrs S, Crönlein T, Hajak G, Hertenstein E, Klose P et al. (2017) S3-Leitlinie Nicht erholsamer Schlaf/Schlafstörungen. Insomnie bei Erwachsenen. In: Somnologie (21), S. 2–44.

Riemersma-van der Lek RF, Swaab DF, Twisk J, Hol EM, Hoogendijk WJ, van Someren EJ (2008) Effect of bright light and melatonin on cognitive and noncognitive function in elderly residents of group care facilities. A randomized controlled trial. In: JAMA 299 (22), S. 2642–2655. DOI: 10.1001/jama.299.22.2642.

Roehrs TA, Harris E, Randall S, Roth T (2012) Pain sensitivity and recovery from mild chronic sleep loss. In: Sleep 35 (12), S. 1667–1672. DOI: 10.5665/sleep.2240.

Roh J, Huang Y, Bero A, Kasten T, Stewart F, Bateman R, Holtzman D (2012) Disruption of the sleep-wake cycle and diurnal fluctuation of β-amyloid in mice with Alzheimer's disease pathology. In: Science translational medicine 4 (150), 150ra122. DOI: 10.1126/scitranslmed.3004291.

Rongve A, Boeve B, Aarsland D (2010) Frequency and correlates of caregiver-reported sleep disturbances in a sample of persons with early dementia. In: Journal of the American Geriatrics Society 58 (3), S. 480–486. DOI: 10.1111/j.1532-5415.2010.02733.x.

Rose K, Beck C, Tsai P, Liem P, Davila D, Kleban M et al. (2011) Sleep disturbances and nocturnal agitation behaviors in older adults with dementia. In: Sleep 34 (6), S. 779–786. DOI: 10.5665/SLEEP.1048.

Rosenthal L, Roehrs T, Roth T (1993) The Sleep-Wake Activity Inventory. A self-report measure of daytime sleepiness. In: Biological psychiatry 34 (11), S. 810–820.

Roszkowska J, Geraci S (2010) Management of insomnia in the geriatric patient. In: The American journal of medicine 123 (12), S. 1087–1090. DOI: 10.1016/j.amjmed.2010.04.006.

ROTE LISTE® 2015 Buchausgabe – Einzelausgabe (2015) Arzneimittelverzeichnis für Deutschland (einschließlich EU-Zulassungen und bestimmter Medizinprodukte). 1. Aufl. Frankfurt am Main: Rote Liste Service GmbH.

Roth T, Hajak G, Ustün TB (2001) Consensus for the pharmacological management of insomnia in the new millennium. In: International journal of clinical practice 55 (1), S. 42–52.

Roth T, Hartse K, Zorick F, Conway W (1980) Multiple naps and the evaluation of daytime sleepiness in patients with upper airway sleep apnea. In: Sleep 3 (3–4), S. 425–439.

Rothdach A, Trenkwalder C, Haberstock J, Keil U, Berger K (2000) Prevalence and risk factors of RLS in an elderly population. The MEMO study. Memory and Morbidity in Augsburg Elderly. In: Neurology 54 (5), S. 1064–1068.

Rothman M, Mattson M (2012) Sleep disturbances in Alzheimer's and Parkinson's diseases. In: Neuromolecular medicine 14 (3), S. 194–204. DOI: 10.1007/s12017-012-8181-2.

Rottach K, Schaner B, Kirch M, Zivotofsky A, Teufel L, Gallwitz T, Messer T (2008) Restless legs syndrome as side effect of second generation antidepressants. In: Journal of psychiatric research 43 (1), S. 70–75. DOI: 10.1016/j.jpsychires.2008.02.006.

Saido T, Leissring M (2012) Proteolytic degradation of amyloid β-protein. In: Cold Spring Harbor perspectives in medicine 2 (6), a006379. DOI: 10.1101/cshperspect.a006379.

Salih A, Gray R, Mills K, Webley M (1994) A clinical, serological and neurophysiological study of restless legs syndrome in rheumatoid arthritis. In: British journal of rheumatology 33 (1), S. 60–63.

Salminen A, Rimpilä V, Polo O (2014) Peripheral hypoxia in restless legs syndrome (Willis-Ekbom disease). In: Neurology 82 (21), S. 1856–1861. DOI: 10.1212/WNL.0000000000000454.

Sanford J (1975) Tolerance of debility in elderly dependants by supporters at home. Its significance for hospital practice. In: British medical journal 3 (5981), S. 471–473.

Saper C (2006) Staying awake for dinner: hypothalamic integration of sleep, feeding, and circadian rhythms. In: Progress in brain research 153, S. 243–252. DOI: 10.1016/S0079-6123(06)53014-6.

Saper C (2013) The central circadian timing system. In: Current opinion in neurobiology 23 (5), S. 747–751. DOI: 10.1016/j.conb.2013.04.004.

Saper C, Lu J, Chou T, Gooley J (2005a) The hypothalamic integrator for circadian rhythms. In: Trends in neurosciences 28 (3), S. 152–157. DOI: 10.1016/j.tins.2004.12.009.

Saper C, Scammell T, Lu J (2005b) Hypothalamic regulation of sleep and circadian rhythms. In: Nature 437 (7063), S. 1257–1263. DOI: 10.1038/nature04284.

Scharf M, Erman M, Rosenberg R, Seiden D, McCall W, Amato D, Wessel T (2005) A 2-week efficacy and safety study of eszopiclone in elderly patients with primary insomnia. In: Sleep 28 (6), S. 720–727.

Scharf M, Rogowski R, Hull S, Cohn M, Mayleben D, Feldman N et al. (2008) Efficacy and safety of doxepin 1 mg, 3 mg, and 6 mg in elderly patients with primary insomnia. A randomized, double-blind, placebo-controlled crossover study. In: The Journal of clinical psychiatry 69 (10), S. 1557–1564.

Scheuermaier K, Meyers M, Surprise M, Loughlin K, Duffy J (2011) Reciprocal relationship between age-related sleep disruption and urological symptoms. In: BJU international 107 (6), S. 871–873. DOI: 10.1111/j.1464-410X.2011.10121.x.

Schlitzer J, Heubaum S, Frohnhofen H (2014) CME Zertifizierte Fortbildung. Schlaf und Schlafstörungen beim alten Menschen; Teil 2: Therapie. In: Zeitschrift für Gerontologie + Geriatrie: mit European Journal of Geriatrics 47 (7), S. 611–620.

Schneider F, Härter M, Schorr S (Hrsg.) (2017) S3-Leitlinie/Nationale VersorgungsLeitlinie Unipolare Depression. Springer-Verlag GmbH. 2. Auflage. Berlin, Heidelberg: Springer Berlin Heidelberg (Interdisziplinäre S3-Praxisleitlinien).

Schredl M, Weber B, Braus D, Gattaz WF, Berger M, Riemann D, Heuser I (2000) The effect of rivastigmine on sleep in elderly healthy subjects. In: Experimental gerontology 35 (2), S. 243–249.

Schroeck J, Ford J, Conway E, Kurtzhalts K, Gee M, Vollmer K, Mergenhagen K (2016) Review of Safety and Efficacy of Sleep Medicines in Older Adults. In: Clinical therapeutics 38 (11), S. 2340–2372. DOI: 10.1016/j.clinthera.2016.09.010.

Schulz R, Beach SR (1999) Caregiving as a risk factor for mortality: the Caregiver Health Effects Study. In: JAMA 282 (23), S. 2215–2219.

Schutte-Rodin S, Broch L, Buysse D, Dorsey C, Sateia M (2008) Clinical guideline for the evaluation and management of chronic insomnia in adults. In: Journal of clinical sleep medicine: JCSM: official publication of the American Academy of Sleep Medicine 4 (5), S. 487–504.

Sexton C, Storsve A, Walhovd K, Johansen-Berg H, Fjell A (2014) Poor sleep quality is associated with increased cortical atrophy in community-dwelling adults. In: Neurology 83 (11), S. 967–973. DOI: 10.1212/WNL.0000000000000774.

Shahid A, Wilkinson K, Marcu S, Shapiro C (2012) STOP, THAT and One Hundred Other Sleep Scales. 1. Aufl. s.l.: Springer-Verlag. Online verfügbar unter http://site.ebrary.com/lib/alltitles/docDetail.action?docID=10523861.

Shi G, Wu D, Ptáček L, Fu Y (2017) Human genetics and sleep behavior. In: Current opinion in neurobiology 44, S. 43–49. DOI: 10.1016/j.conb.2017.02.015.

Shih H, Lin C, Tu Y, Chang C, Hsu H, Chi C, Kao C (2015) An increased risk of reversible dementia may occur after zolpidem derivative use in the elderly population: a population-based case-control study. In: Medicine 94 (17), S. e809. DOI: 10.1097/MD.0000000000000809.

Shin H, Han H, Shin D, Park H, Lee Y, Park K (2014) Sleep problems associated with behavioral and psychological symptoms as well as cognitive functions in Alzheimer's disease. In: Journal of clinical neurology (Seoul, Korea) 10 (3), S. 203–209. DOI: 10.3988/jcn.2014.10.3.203.

Shochat T, Martin J, Marler M, Ancoli-Israel S (2000) Illumination levels in nursing home patients. Effects on sleep and activity rhythms. In: Journal of sleep research 9 (4), S. 373–379.

Shub D, Darvishi R, Kunik M (2009) Non-pharmacologic treatment of insomnia in persons with dementia. In: Geriatrics 64 (2), S. 22–26.

Singer C, Tractenberg R, Kaye J, Schafer K, Gamst A, Grundman M et al. (2003) A multicenter, placebo-controlled trial of melatonin for sleep disturbance in Alzheimer's disease. In: Sleep 26 (7), S. 893–901.

Singh R, Kiloung J, Singh S, Sharma D (2008) Effect of paradoxical sleep deprivation on oxidative stress parameters in brain regions of adult and old rats. In: Biogerontology 9 (3), S. 153–162. DOI: 10.1007/s10522-008-9124-z.

Sivertsen B, Omvik S, Pallesen S, Bjorvatn B, Havik O, Kvale G et al. (2006) Cognitive behavioral therapy vs zopiclone for treatment of chronic primary insomnia in older adults. A randomized controlled trial. In: JAMA 295 (24), S. 2851–2858. DOI: 10.1001/jama.295.24.2851.

Skjerve A, Bjorvatn B, Holsten F (2004a) Light therapy for behavioural and psychological symptoms of dementia. In: International journal of geriatric psychiatry 19 (6), S. 516–522. DOI: 10.1002/gps.1087.

Skjerve A, Holsten F, Aarsland D, Bjorvatn B, Nygaard H, Johansen I (2004b) Improvement in behavioral symptoms and advance of activity acrophase after short-term bright light treatment in severe dementia. In: Psychiatry and clinical neurosciences 58 (4), S. 343–347. DOI: 10.1111/j.1440-1819.2004.01265.x.

Skjerve A, Nygaard H (2000) Improvement in sundowning in dementia with Lewy bodies after treatment with donepezil. In: International journal of geriatric psychiatry 15 (12), S. 1147–1151.

Slats D, Claassen J, Verbeek M, Overeem S (2013) Reciprocal interactions between sleep, circadian rhythms and Alzheimer's disease: focus on the role of hypocretin and melatonin. In: Ageing research reviews 12 (1), S. 188–200. DOI: 10.1016/j.arr.2012.04.003.

Sloane P, Brooker D, Cohen L, Douglass C, Edelman P, Fulton B et al. (2007a) Dementia care mapping as a research tool. In: International journal of geriatric psychiatry 22 (6), S. 580–589. DOI: 10.1002/gps.1721.

Sloane P, Mitchell C, Preisser J, Phillips C, Commander C, Burker E (1998) Environmental correlates of resident agitation in Alzheimer's disease special care units. In: Journal of the American Geriatrics Society 46 (7), S. 862–869.

Sloane P, Williams C, Mitchell C, Preisser J, Wood W, Barrick A et al. (2007b) High-intensity environmental light in dementia: effect on sleep and activity.

In: Journal of the American Geriatrics Society 55 (10), S. 1524–1533. DOI: 10.1111/j.1532-5415.2007.01358.x.

Smith M, Perlis M, Park A, Smith M, Pennington J, Giles D, Buysse D (2002) Comparative meta-analysis of pharmacotherapy and behavior therapy for persistent insomnia. In: The American journal of psychiatry 159 (1), S. 5–11. DOI: 10.1176/appi.ajp.159.1.5.

Song H, Woo Y, Wang H, Jun T, Bahk W (2013) Effect of the timing of acetylcholinesterase inhibitor ingestion on sleep. In: International clinical psychopharmacology 28 (6), S. 346–348. DOI: 10.1097/YIC.0b013e328364f58d.

Song Y, Dowling G, Wallhagen M, Lee K, Strawbridge W (2010) Sleep in older adults with Alzheimer's disease. In: The Journal of neuroscience nursing: journal of the American Association of Neuroscience Nurses 42 (4), 190–8; quiz 199–200.

Spielman A, Glovinsky P (1991). The varied nature of insomnia. In PJ Hauri (Ed.). Case studies in insomnia. New York, Plenum Press.

Spira A, Beaudreau S, Stone K, Kezirian E, Lui L, Redline S et al. (2012) Reliability and validity of the Pittsburgh Sleep Quality Index and the Epworth Sleepiness Scale in older men. In: The journals of gerontology. Series A, Biological sciences and medical sciences 67 (4), S. 433–439. DOI: 10.1093/gerona/glr172.

Spira A, Chen-Edinboro L, Wu M, Yaffe K (2014) Impact of sleep on the risk of cognitive decline and dementia. In: Current opinion in psychiatry 27 (6), S. 478–483. DOI: 10.1097/YCO.0000000000000106.

Spira A, Gamaldo A, An Y, Wu M, Simonsick E, Bilgel M et al. (2013) Self-reported sleep and beta-amyloid deposition in community-dwelling older adults. In: JAMA neurology 70 (12), S. 1537–1543. DOI: 10.1001/jamaneurol.2013.4258.

Spira A, Gonzalez C, Venkatraman V, Wu M, Pacheco J, Simonsick E et al. (2016) Sleep Duration and Subsequent Cortical Thinning in Cognitively Normal Older Adults. In: Sleep 39 (5), S. 1121–1128. DOI: 10.5665/sleep.5768.

Stahl S, Markowitz J, Papadopoulos G, Sadik K (2004) Examination of nighttime sleep-related problems during double-blind, placebo-controlled trials of galantamine in patients with Alzheimer's disease. In: Current medical research and opinion 20 (4), S. 517–524. DOI: 10.1185/030079904125003214.

Stepanski E, Wyatt J (2003) Use of sleep hygiene in the treatment of insomnia. In: Sleep medicine reviews 7 (3), S. 215–225.

Stephan FK, Zucker I (1972) Circadian rhythms in drinking behavior and locomotor activity of rats are eliminated by hypothalamic lesions. In: Proceedings of the National Academy of Sciences of the United States of America 69 (6), S. 1583–1586.

Stiasny K, Wetter TC, Winkelmann J, Brandenburg U, Penzel T, Rubin M et al. (2001) Long-term effects of pergolide in the treatment of restless legs syndrome. In: Neurology 56 (10), S. 1399–1402.

Stiasny-Kolster K, Kohnen R, Möller J, Trenkwalder C, Oertel W (2006) Validation of the »L-DOPA test« for diagnosis of restless legs syndrome. In: Movement disorders: official journal of the Movement Disorder Society 21 (9), S. 1333–1339. DOI: 10.1002/mds.20969.

Stone K, Ensrud K, Ancoli-Israel S (2008) Sleep, insomnia and falls in elderly patients. In: Sleep medicine 9 Suppl 1, S. 18–22. DOI: 10.1016/S138909457(08)70012-1.

Stradling J, Crosby J (1991) Predictors and prevalence of obstructive sleep apnoea and snoring in 1001 middle aged men. In: Thorax 46 (2), S. 85–90.

Stranahan A (2012) Chronobiological approaches to Alzheimer's disease. In: Current Alzheimer research 9 (1), S. 93–98.

Sun Y, van Valkenhoef G, Morel T (2014) A mixed treatment comparison of gabapentin enacarbil, pramipexole, ropinirole and rotigotine in moderate-to-severe restless legs syndrome. In: Current medical research and opinion 30 (11), S. 2267–2278. DOI: 10.1185/03007995.2014.946124.

Sung P, Yeh C, Wang L, Hung P, Muo C, Sung F et al. (2016) Increased Risk of Dementia in Patients with Non-Apnea Sleep Disorder. In: Current Alzheimer research.

Talarico G, Canevelli M, Tosto G, Vanacore N, Letteri F, Prastaro M et al. (2013) Restless legs syndrome in a group of patients with Alzheimer's disease. In: American journal of Alzheimer's disease and other dementias 28 (2), S. 165–170. DOI: 10.1177/1533317512470208.

Tan L, Tan L, Wang H, Wang J, Tan C, Tan M et al. (2015) Efficacy and safety of atypical antipsychotic drug treatment for dementia: a systematic review and meta-analysis. In: Alzheimer's research & therapy 7 (1), S. 20. DOI: 10.1186/s13195-015-0102-9.

Taylor D, Mallory L, Lichstein K, Durrence H, Riedel BW, Bush A (2007) Comorbidity of chronic insomnia with medical problems. In: Sleep 30 (2), S. 213–218.

Thorp ML, Morris CD, Bagby SP (2001) A crossover study of gabapentin in treatment of restless legs syndrome among hemodialysis patients. In: American journal of kidney diseases: the official journal of the National Kidney Foundation 38 (1), S. 104–108. DOI: 10.1053/ajkd.2001.25202.

Tracey I, Bushnell M (2009) How neuroimaging studies have challenged us to rethink. Is chronic pain a disease? In: The journal of pain: official journal of the American Pain Society 10 (11), S. 1113–1120. DOI: 10.1016/j.jpain.2009.09.001.

Tranah G, Blackwell T, Ancoli-Israel S, Paudel M, Ensrud K, Cauley J et al. (2010) Circadian activity rhythms and mortality. The study of osteoporotic fractures. In: Journal of the American Geriatrics Society 58 (2), S. 282–291. DOI: 10.1111/j.1532-5415.2009.02674.x.

Trenkwalder C (2006) The weight of evidence for ropinirole in restless legs syndrome. In: European journal of neurology 13 Suppl 3, S. 21–30. DOI: 10.1111/j.1468-1331.2006.01588.x.

Trenkwalder C, Beneš H, Grote L, García-Borreguero D, Högl B, Hopp M et al. (2013) Prolonged release oxycodone-naloxone for treatment of severe restless legs syndrome after failure of previous treatment. A double-blind, randomised, placebo-controlled trial with an open-label extension. In: The Lancet. Neurology 12 (12), S. 1141–1150. DOI: 10.1016/S1474-4422(13)70239-4.

Trenkwalder C, Benes H, Poewe W, Oertel W, Garcia-Borreguero D, Weerd A et al. (2008) Efficacy of rotigotine for treatment of moderate-to-severe restless legs syndrome. A randomised, double-blind, placebo-controlled trial. In: The Lancet. Neurology 7 (7), S. 595–604. DOI: 10.1016/S1474-4422(08)70112-1.

Trenkwalder C, Paulus W (2004) Why do restless legs occur at rest?–pathophysiology of neuronal structures in RLS. Neurophysiology of RLS (part 2). In: Clinical neurophysiology: official journal of the International Federation of Clinical Neurophysiology 115 (9), S. 1975–1988. DOI: 10.1016/j.clinph.2004.01.031.

Trotti L, Bhadriraju S, Becker L (2012) Iron for restless legs syndrome. In: The Cochrane database of systematic reviews (5), CD007834. DOI: 10.1002/146518 58.CD007834.pub2.

Üçeyler N (2016) Small fiber pathology–a culprit for many painful disorders? In: Pain 157 Suppl 1, S. 60–6. DOI: 10.1097/j.pain.0000000000000411.

Urrestarazu E, Iriarte J (2016) Clinical management of sleep disturbances in Alzheimer's disease. Current and emerging strategies. In: Nature and science of sleep 8, S. 21–33. DOI: 10.2147/NSS.S76706.

Van Someren EJ, Hagebeuk EE, Lijzenga C, Scheltens P, de Rooij SE, Jonker C et al. (1996) Circadian rest-activity rhythm disturbances in Alzheimer's disease. In: Biological psychiatry 40 (4), S. 259–270. DOI: 10.1016/0006-3223(95) 00370-3.

Vaz Fragoso C, Gill T (2007) Sleep complaints in community-living older persons. A multifactorial geriatric syndrome. In: Journal of the American Geriatrics Society 55 (11), S. 1853–1866. DOI: 10.1111/j.1532-5415.2007.01399.x.

Verma A, Radtke RA, VanLandingham KE, King JH, Husain AM (2001) Slow wave sleep rebound and REM rebound following the first night of treatment with CPAP for sleep apnea: correlation with subjective improvement in sleep quality. In: Sleep medicine 2 (3), S. 215–223.

Vermeeren A, Coenen A (2011) Effects of the use of hypnotics on cognition. In: Progress in brain research 190, S. 89–103. DOI: 10.1016/B978-0-444-53817-8.00005-0.

Videnovic A, Lazar A, Barker R, Overeem S (2014) 'The clocks that time us'–circadian rhythms in neurodegenerative disorders. In: Nature reviews. Neurology 10 (12), S. 683–693. DOI: 10.1038/nrneurol.2014.206.

Villa C, Ferini-Strambi L, Combi R (2015) The Synergistic Relationship between Alzheimer's Disease and Sleep Disorders. An Update. In: Journal of Alzheimer's disease: JAD 46 (3), S. 571–580. DOI: 10.3233/JAD-150138.

Vitiello B, Veith RC, Molchan SE, Martinez RA, Lawlor BA, Radcliffe J et al. (1993) Autonomic dysfunction in patients with dementia of the Alzheimer type. In: Biological psychiatry 34 (7), S. 428–433.

Vitiello MV, Bokan JA, Kukull WA, Muniz RL, Smallwood RG, Prinz PN (1984) Rapid eye movement sleep measures of Alzheimer's-type dementia patients

and optimally healthy aged individuals. In: Biological psychiatry 19 (5), S. 721–734.
Vitiello MV, Borson S (2001) Sleep disturbances in patients with Alzheimer's disease: epidemiology, pathophysiology and treatment. In: CNS drugs 15 (10), S. 777–796.
Voelker K (2009) Welche Vorgaben gelten für die Verordnung von Benzodiazepinen? In: Hamb Aerztebl (6), S. 15.
Volicer L, Harper D, Manning B, Goldstein R, Satlin A (2001) Sundowning and circadian rhythms in Alzheimer's disease. In: The American journal of psychiatry 158 (5), S. 704–711. DOI: 10.1176/appi.ajp.158.5.704.
Waldschütz R, Klein P (2008) The homeopathic preparation Neurexan vs. valerian for the treatment of insomnia. An observational study. In: TheScientificWorldJournal 8, S. 411–420. DOI: 10.1100/tsw.2008.61.
Walters A, LeBrocq C, Dhar A, Hening W, Rosen R, Allen R, Trenkwalder C (2003) Validation of the International Restless Legs Syndrome Study Group rating scale for restless legs syndrome. In: Sleep medicine 4 (2), S. 121–132.
Wang P, Bohn R, Glynn R, Mogun H (2001) Zolpidem use and hip fracture in older people. In: Journal of the American Geriatrics Society: JAGS; official journal 49 (12), S. 1685–1690.
Ward A, McLaren D, Schultz A, Chhatwal J, Boot B, Hedden T, Sperling R (2013) Daytime sleepiness is associated with decreased default mode network connectivity in both young and cognitively intact elderly subjects. In: Sleep 36 (11), S. 1609–1615. DOI: 10.5665/sleep.3108.
Watts A, Swanson L (1987) Efferent projections of the suprachiasmatic nucleus. II. Studies using retrograde transport of fluorescent dyes and simultaneous peptide immunohistochemistry in the rat. In: The Journal of comparative neurology 258 (2), S. 230–252. DOI: 10.1002/cne.902580205.
Watts A, Swanson L, Sanchez-Watts G (1987) Efferent projections of the suprachiasmatic nucleus. I. Studies using anterograde transport of Phaseolus vulgaris leucoagglutinin in the rat. In: The Journal of comparative neurology 258 (2), S. 204–229. DOI: 10.1002/cne.902580204.
Wehling M, Burkhardt H, Kuhn-Thiel A, Pazan F, Throm C, Weiss C, Frohnhofen H (2016) VALFORTA. A randomised trial to validate the FORTA (Fit fOR The Aged) classification. In: Age and ageing 45 (2), S. 262–267. DOI: 10.1093/ageing/afv200.
Wein A, Lose G, Fonda D (2002) Nocturia in men, women and the elderly. A practical approach. In: BJU international 90 Suppl 3, S. 28–31.
Weiss J, Blaivas J, Stember D, Chaikin D (1999) Evaluation of the etiology of nocturia in men. The nocturia and nocturnal bladder capacity indices. In: Neurourology and urodynamics 18 (6), S. 559–565.
Weiss JP, Blaivas JG, van Kerrebroeck PEV, Wein AJ (Hrsg.) (2012) Nocturia. Causes, Consequences and Clinical Approaches. New York, NY: Springer Science+Business Media LLC, doi.org/10.1007/978-1-4614-1156-7.

Werth E, Savaskan E, Knoblauch V, Gasio P, Van Someren E, Hock C, Wirz-Justice A (2002) Decline in long-term circadian rest-activity cycle organization in a patient with dementia. In: Journal of geriatric psychiatry and neurology 15 (1), S. 55–59. DOI: 10.1177/089198870201500111.

Whitney C, Enright P, Newman A, Bonekat W, Foley D, Quan S (1998) Correlates of daytime sleepiness in 4578 elderly persons. The Cardiovascular Health Study. In: Sleep 21 (1), S. 27–36.

Wilson R, McCann J, Li Y, Aggarwal N, Gilley D, Evans D (2007) Nursing home placement, day care use, and cognitive decline in Alzheimer's disease. In: The American journal of psychiatry 164 (6), S. 910–915. DOI: 10.1176/ajp.2007.164.6.910.

Winkelman J (2015) CLINICAL PRACTICE. Insomnia Disorder. In: The New England journal of medicine 373 (15), S. 1437–1444. DOI: 10.1056/NEJMcp1412740.

Winkelman J, Chertow G, Lazarus J (1996) Restless legs syndrome in end-stage renal disease. In: American journal of kidney diseases: the official journal of the National Kidney Foundation 28 (3), S. 372–378.

Winkelman J, Johnston L (2004) Augmentation and tolerance with long-term pramipexole treatment of restless legs syndrome (RLS). In: Sleep medicine 5 (1), S. 9–14.

Winkelman J, Pies R (2005) Current patterns and future directions in the treatment of insomnia. In: Annals of clinical psychiatry: official journal of the American Academy of Clinical Psychiatrists 17 (1), S. 31–40.

Winkelmann J, Prager M, Lieb R, Pfister H, Spiegel B, Wittchen HU et al. (2005) »Anxietas tibiarum«. Depression and anxiety disorders in patients with restless legs syndrome. In: Journal of neurology 252 (1), S. 67–71. DOI: 10.1007/s00415-005-0604-7.

Winkelman J, Sethi K, Kushida C, Becker P, Koester J, Cappola J, Reess J (2006) Efficacy and safety of pramipexole in restless legs syndrome. In: Neurology 67 (6), S. 1034–1039. DOI: 10.1212/01.wnl.0000231513.23919.a1.

Winkler E, Sagare A, Zlokovic B (2014a) The pericyte. A forgotten cell type with important implications for Alzheimer's disease? In: Brain pathology (Zurich, Switzerland) 24 (4), S. 371–386. DOI: 10.1111/bpa.12152.

Winkler EA, Sengillo JD, Sagare AP, Zhao Z, Ma Q, Zuniga E et al. (2014b) Blood-spinal cord barrier disruption contributes to early motor-neuron degeneration in ALS-model mice. In: Proceedings of the National Academy of Sciences of the United States of America 111 (11), E1035-42. DOI: 10.1073/pnas.1401595111.

Winlow W (2005) Pramipexole in restless legs syndrome. An evidence-based review of its effectiveness on clinical outcomes. In: Core evidence 1 (1), S. 35–42.

Winokur A, DeMartinis N, McNally DP, Gary EM, Cormier JL, Gary KA (2003) Comparative effects of mirtazapine and fluoxetine on sleep physiology measures in patients with major depression and insomnia. In: The Journal of clinical psychiatry 64 (10), S. 1224–1229.

Wirz-Justice A, Werth E, Savaskan E, Knoblauch V, Gasio PF, Muller-Spahn F (2000) Haloperidol disrupts, clozapine reinstates the circadian rest-activity cycle in a patient with early-onset Alzheimer disease. In: Alzheimer disease and associated disorders 14 (4), S. 212–215.

Wong S, Hong A, Leung J, Kwok T, Leung P, Woo J (2006) Lower urinary tract symptoms and depressive symptoms in elderly men. In: Journal of affective disorders 96 (1–2), S. 83–88. DOI: 10.1016/j.jad.2006.05.013.

Woodward M (1999) Insomnia in the elderly. In: Australian family physician 28 (7), S. 653–658.

Wu Y, Swaab D (2005) The human pineal gland and melatonin in aging and Alzheimer's disease. In: Journal of pineal research 38 (3), S. 145–152. DOI: 10.1111/j.1600-079X.2004.00196.x.

Wu Y, Swaab D (2007) Disturbance and strategies for reactivation of the circadian rhythm system in aging and Alzheimer's disease. In: Sleep medicine 8 (6), S. 623–636. DOI: 10.1016/j.sleep.2006.11.010.

Xie L, Kang H, Xu Q, Chen MJ, Liao Y, Thiyagarajan M et al. (2013) Sleep drives metabolite clearance from the adult brain. In: Science (New York, N.Y.) 342 (6156), S. 373–377. DOI: 10.1126/science.1241224.

Xu L, Lam T, Zhang W, Cherny S, Thomas G, Cheng K (2014) Sleep duration and memory in the elderly Chinese: longitudinal analysis of the Guangzhou Biobank Cohort Study. In: Sleep 37 (11), S. 1737–1744. DOI: 10.5665/sleep.4162.

Yaffe K, Falvey C, Hoang T (2014) Connections between sleep and cognition in older adults. In: The Lancet. Neurology 13 (10), S. 1017–1028. DOI: 10.1016/S1474-4422(14)70172-3.

Yaffe K, Laffan A, Harrison S, Redline S, Spira A, Ensrud K et al. (2011) Sleep-disordered breathing, hypoxia, and risk of mild cognitive impairment and dementia in older women. In: JAMA 306 (6), S. 613–619. DOI: 10.1001/jama.2011.1115.

Yamada K, Holth J, Liao F, Mahan T, Jiang H et al. (2014) Neuronal activity regulates extracellular tau in vivo. In: The Journal of experimental medicine 211 (3), S. 387–393. DOI: 10.1084/jem.20131685.

Yeung W, Chung K, Yung K, Ng T (2015) Doxepin for insomnia. A systematic review of randomized placebo-controlled trials. In: Sleep medicine reviews 19, S. 75–83. DOI: 10.1016/j.smrv.2014.06.001.

Yin Y, Zhuang J, Pan X, Li P, Yang Y et al. (2015) Low-Dose Atypical Antipsychotic Risperidone Improves the 5-Year Outcome in Alzheimer's Disease Patients with Sleep Disturbances. In: Pharmacology 96 (3–4), S. 155–162. DOI: 10.1159/000435889.

Young T, Peppard PE, Gottlieb DJ (2002) Epidemiology of obstructive sleep apnea: a population health perspective. In: American journal of respiratory and critical care medicine 165 (9), S. 1217–1239.

Youngstedt S (2005) Effects of exercise on sleep. Estados Unidos: W. B. Saunders.

Zhang J, Lam S, Li S, Li A, Wing Y (2012) The longitudinal course and impact of non-restorative sleep. A five-year community-based follow-up study. In: Sleep medicine 13 (6), S. 570–576. DOI: 10.1016/j.sleep.2011.12.012.

Zhang J, Zhu Y, Zhan G, Fenik P, Panossian L, Wang M et al. (2014) Extended wakefulness. Compromised metabolics in and degeneration of locus ceruleus neurons. In: The Journal of neuroscience: the official journal of the Society for Neuroscience 34 (12), S. 4418–4431. DOI: 10.1523/JNEUROSCI.5025-12.2014.

Zhong G, Naismith S, Rogers N, Lewis S (2011) Sleep-wake disturbances in common neurodegenerative diseases. A closer look at selected aspects of the neural circuitry. In: Journal of the neurological sciences 307 (1–2), S. 9–14. DOI: 10.1016/j.jns.2011.04.020.

Zhou JN, Hofman MA, Swaab DF (1995) VIP neurons in the human SCN in relation to sex, age, and Alzheimer's disease. In: Neurobiology of aging 16 (4), S. 571–576.

Zhou J, Liu R, Kamphorst W, Hofman MA, Swaab D (2003) Early neuropathological Alzheimer's changes in aged individuals are accompanied by decreased cerebrospinal fluid melatonin levels. In: Journal of pineal research 35 (2), S. 125–130.

Sachregister

A

Abhängigkeit 101–103, 105, 107
Absetzphänomene 99
Agomelatin 109, 113, 162
Akathisie 129
Aktometrie 25, 143, 165, 170
Alkohol 45, 47, 75, 79, 81, 100, 107, 132
Amitriptylin 109 f., 113, 129
Antidementiva 75, 115 f.
Antihistaminika 99 f., 113
Antikonvulsiva 101, 134
Apnoe 28, 49, 56 f., 59 f., 74, 105, 119 f., 152, 155, 164
– Gemischte Apnoe 28
Apnoe-Hypopnoe-Index 28, 120
Arousal 20, 35, 37, 57, 64, 66, 87, 126
Augmentation 131–134
Autogenes Training 83

B

Benzodiazepine 101, 149, 160, 164
Beta-Amyloid 144, 146
Bewegungsstörungen im Schlaf 26, 42, 44, 53 f., 67, 122
Biofeedback-Verfahren 83
Brotizolam 104 f.
Bruxismus 65 f.
Burning-Feet-Syndrom 129 f.

C

Cheyne-Stokes-Atmung 59
Chloraldurat 114
Clomipramin 110
Clonazepam 134, 147

D

Demenz 27, 46, 57, 73, 75, 91, 93, 96 f., 102, 111 f., 115, 136, 138, 141, 144, 146–150, 152, 157, 159 f., 163–165
– Alzheimer-Demenz 93, 96, 115, 141, 144, 148 f., 151–157, 159, 161, 163
– Frontotemporale Demenz 148, 155
– Lewy-Körper-Demenz 147 f., 151, 156
– Pseudodemenz 107
– Vaskuläre Demenz 148, 155
Diazepam 102
Diphenhydramin 113
Donepezil 115
Dopaminagonisten 133
Dopin 109 f.
Dorsomedialer Hypothalamus 31
Doxylamin 113
Dysfunktionales Denken 85

211

Sachregister

E

Einschlaflatenz 20, 37 f., 47, 49, 77, 96 f., 107 f., 112
Elektroenzephalogramm 23, 29, 57
Elektromyogramm 22, 28 f.
Elektrookulogramm 22, 29
Entspannungsverfahren 83
Entzugssymptome 103, 105, 107
Epoche 23

F

Fantasiereisen 83
Fatigue 19, 55, 58
Flunitrazepam 102
Fragebögen 19, 41, 43, 48, 73, 126, 136
- Berlin-Fragebogen 41, 49
- Daytime Sleepiness Scale 52
- Epworth Sleepiness Scale 19, 50, 118
- Essener Fragebogen Alter und Schläfrigkeit 19, 52, 73, 118
- International Restless Legs Study Group Rating Scale 126–128
- Karolinska Sleepiness Scale 19, 51
- Nocturnal Sleep Onset Scale 52
- Stanford Sleepiness Scale 51
Fragmentarischer Myoklonus 129

G

Galantamin 115
Geräuschpegel 39, 80
Gesamtschlafzeit 21, 26, 37, 47, 62, 78, 89, 92, 100, 105, 107 f., 110 f., 114, 140, 142, 146, 153, 171

H

Homöostatischer Prozess 30
Hydroxizin 113
Hypersomnie 29, 44, 54, 60, 62, 116

Hypnogramm 23
Hypnotischer Myoklonus 129
Hypocretin 35, 62, 141
Hypoglossusschrittmacher 121
Hypopnoe 28, 57

I

Imipramin 110
Innere Uhr 31, 156
Insomnie 29, 34, 43, 49, 54 f., 58, 69, 72–74, 76 f., 98, 109, 113 f., 170
Internationale Klassifikation der Schlafstörungen 53

J

Jerks 129

K

Kaffee 47, 79, 81
Kognitive Verfahren 84
Kombinationstherapie 116, 134
Körpertemperatur 97

L

Lagerungsbehandlung 121
Langzeitverordnung 99, 102
L-Dopa 131, 133
Leichtschlaf 23, 29, 36, 100
Licht 80, 82, 91, 96, 163
- Lichttherapie 91, 96, 159, 163
Lorazepam 103
Lormetazepam 104 f.

M

M. Parkinson 147, 156
Magnesium 135
Maprotilin 109
Master Clock 31, 34, 151

Sachregister

Meditation 83
Melanopsin 91
Melatonin 95, 100, 141 f., 146, 160 f., 163
Mianserin 109, 113
Midazolam 105
Mirtazapin 109, 112 f., 124, 162
Moving-Toes-Syndrom 129
Müdigkeit 18, 30, 42, 47, 59, 67, 152

N

Napping 37, 172
Ncl. suprachiasmaticus 31, 150 f., 154
Nicht-Benzodiazepin-Hypnotika 99, 106 f.
Nitrazepam 102, 105
Non-REM-Schlaf 29
Nykturie 75, 82, 166

O

3 P-Modell 70
Opiate 60, 133, 173
Orexin 35, 115

P

Painful-Legs-Syndrom 129 f.
Parasomnie 42, 44, 54, 64, 147
Periodische Bewegungen 28
- Periodische Bewegungsstörungen 68
Pharmakotherapie 78, 98, 101, 115, 136, 160 f.
Phospho-Tau-Proteine 144
Pittsburgh Sleep Quality Index 48
Polygraphie 27, 121
Polyneuropathie 124 f., 130, 138, 169
Polysomnographie 20, 26 f., 29, 37, 57, 60 f., 68, 74, 121, 124, 161
Pramipexol 132–134
Progressive Muskelrelaxation 83

Promethazin 113
Prozess C 30 f., 36
Prozess S 30, 36, 79
Pulsoximetrie 24

R

Rebound-Insomnie 107
REM-Schlaf 23, 29, 34, 38, 115
- REM-Schlaf-bezogene Verhaltensstörungen 64 f., 147, 149, 151, 155, 157
RERAs 57
Restless-Legs-Syndrom 67, 122–124, 126–128, 130, 135 f.
Rivastigmin 115 f.
Ropinirol 133–135
Rotigotin 133–135

S

Schlafanamnese 40 f., 43 f., 73
Schlafbezogene Atmungsstörungen 25, 44, 54, 56, 119, 147 f., 152
- Zentrale schlafbezogene Atmungsstörungen 59
Schlafeffizienz 22, 36–38, 49, 87–90, 112, 159, 163
Schlafhygiene 43, 45 f., 77 f., 82, 84, 151, 159
Schlaflosigkeit\t siehe Insomnie 29
Schlafperiode 21, 37, 159
Schlafrestriktion 83, 88, 90, 172
Schläfrigkeit 19, 35, 41, 44, 50–52, 60, 68, 86 f., 98, 160
Schlafstadium 23, 29, 38, 80, 143
Schlaftagebuch 41, 45, 47, 90
Schlafzyklus 23, 29
Schmerzen 16, 65, 94, 107, 110, 112, 129, 169–173
Screeninguntersuchung 120
Sleep Wake Aktivity Inventory 51
Sleep-Starts 129
Stimuluskontrolle 77, 83, 86 f.

Sturz 75, 80, 90, 99, 104, 107, 110, 116
Suforexant 115
Sundowning 147, 149–151, 155

T

Tagesschläfrigkeit 19, 29, 41 f., 50, 52, 57–59, 63, 116, 118, 155, 163 f.
Tag-Nacht-Umkehr 42, 139, 149
Temazepam 102, 104 f.
Tiefschlaf 23, 29 f., 38, 81, 98, 111, 140, 146, 164, 168
Trazodon 109, 111 f.
Triazolam 103 f.
Trimipramin 109 f.

U

Überhangphänomene 99
Unterkieferprotrusionsschienen 121

V

Ventrolaterale präoptische Region 31, 33

W

Wachliegezeit 21, 37, 97, 105, 108

Z

Zirkadianer Rhythmus 30, 62, 117
Zolpidem 106–108
Zopiclon 106–108
Z-Substanzen 100 f., 104, 106–108, 160 f.